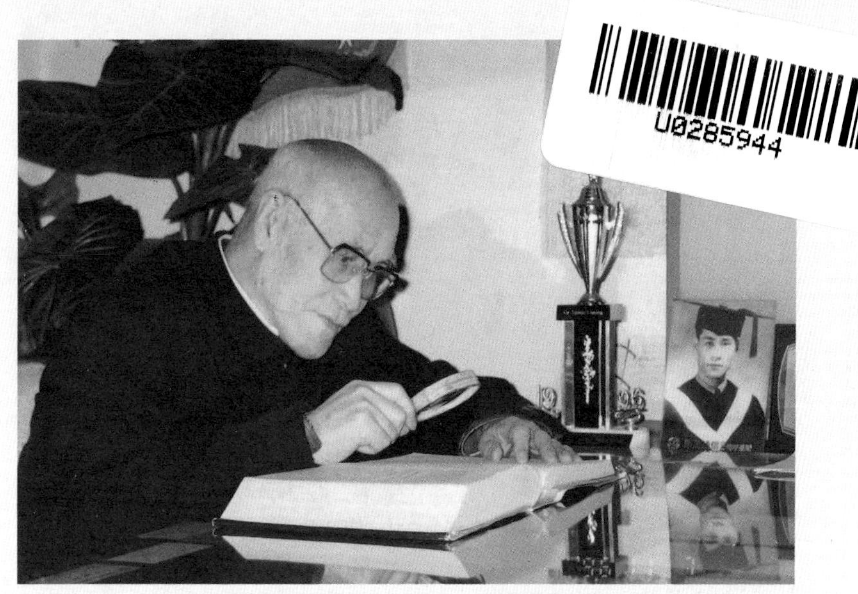

父亲张仁济（1915—1998）

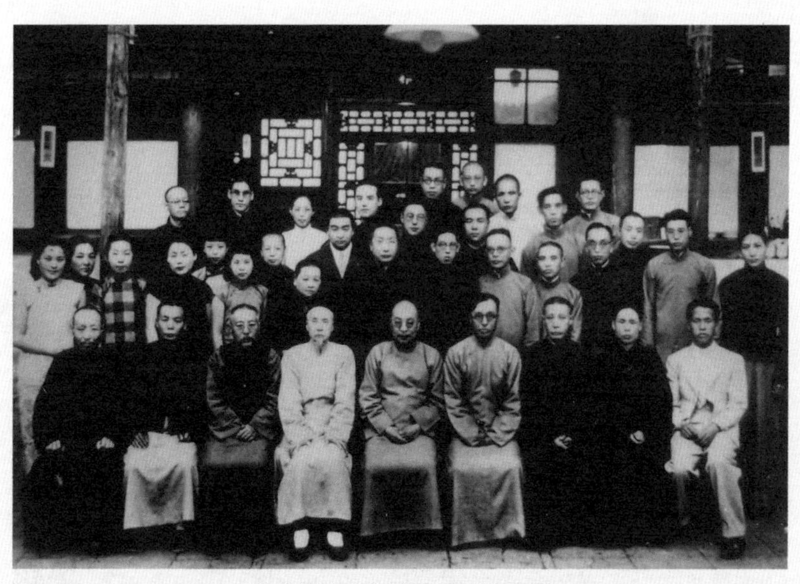

施今墨在东绒线胡同收徒合影

施今墨（前排左五）、张仁济（后排左二）

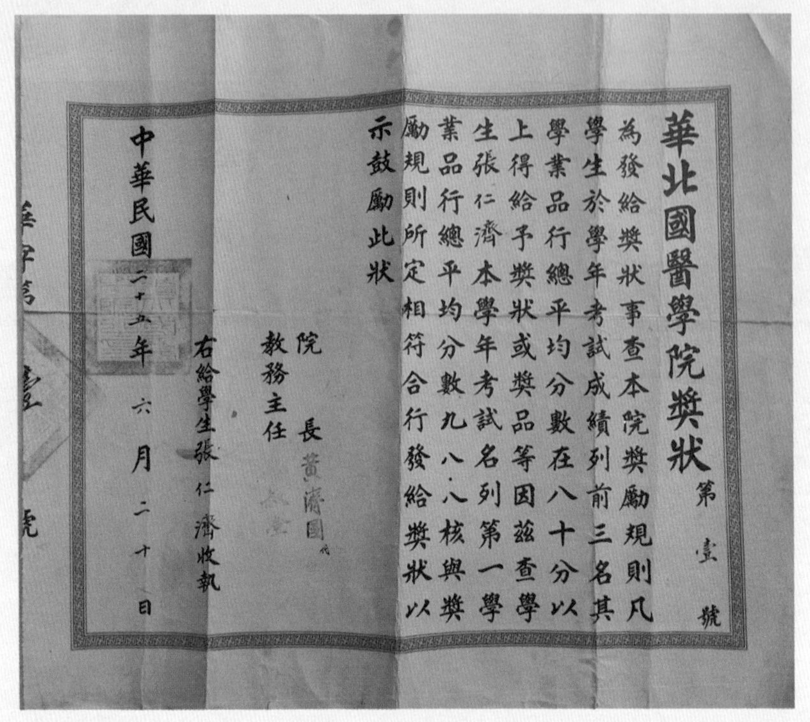

華北國醫學院獎狀 第壹號

為發給獎狀事查本院獎勵規則凡學生於學年考試成績列前三名其學業品行總平均分數在八十分以上得給予獎狀或獎品等因茲查學生張仁濟本學年考試名列第一學業品行總平均分數九八·八核與獎勵規則所定相符合行發給獎狀以示鼓勵此狀

院長

教務主任

右給學生張仁濟收執

中華民國二十五年六月二十日

华北国医学院奖状

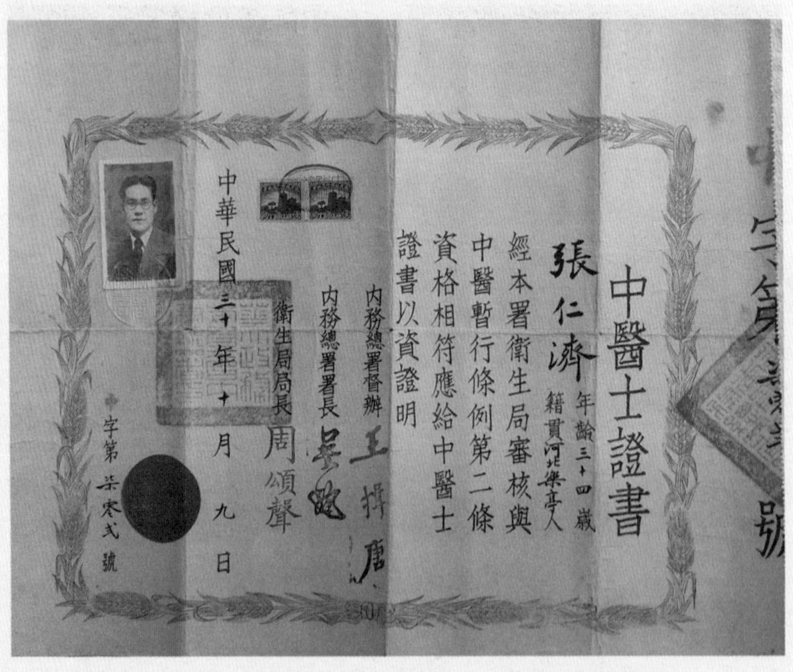

中醫士證書

張仁濟 年齡三十四歲 籍貫河北樂亭人

經本署衛生局審核與中醫暫行條例第二條資格相符應給中醫士證書以資證明

內務總署督辦 王揖唐

內務總署署長

衛生局局長

中華民國三十年十月九日

字第 號

1941 年，张仁济考取中医士证书，获得行医资格

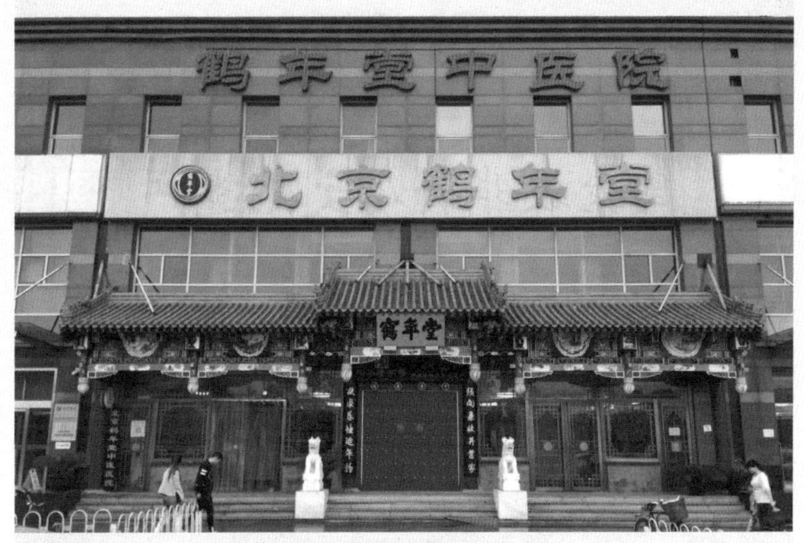

北京鹤年堂中医医院

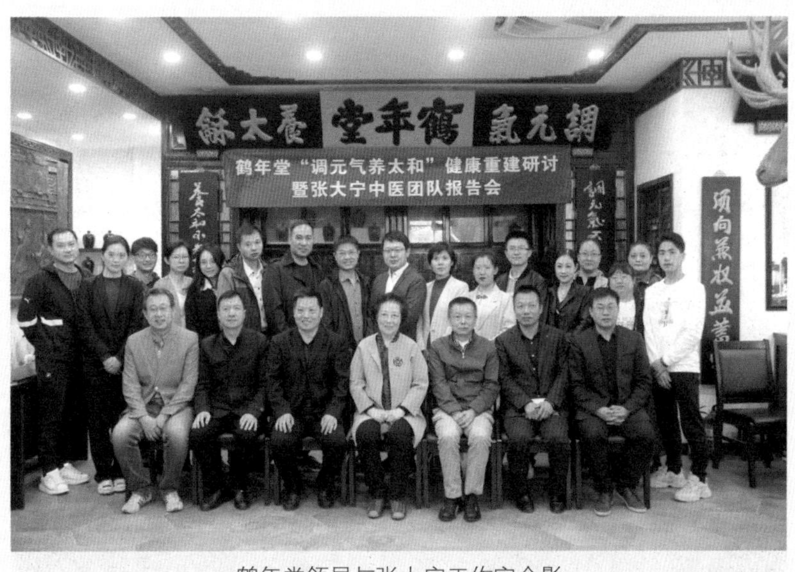

鹤年堂领导与张大宁工作室合影

曹希久（一排左三）、张大宁（一排左四）、臧东坡（一排左五）

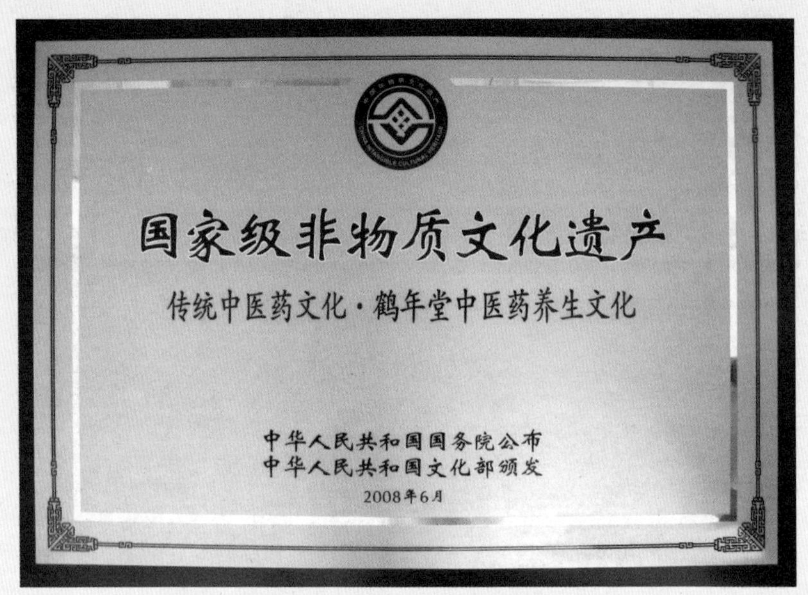

2008 年，传统中医药文化 · 鹤年堂中医药养生文化
被评为国家级非物质文化遗产

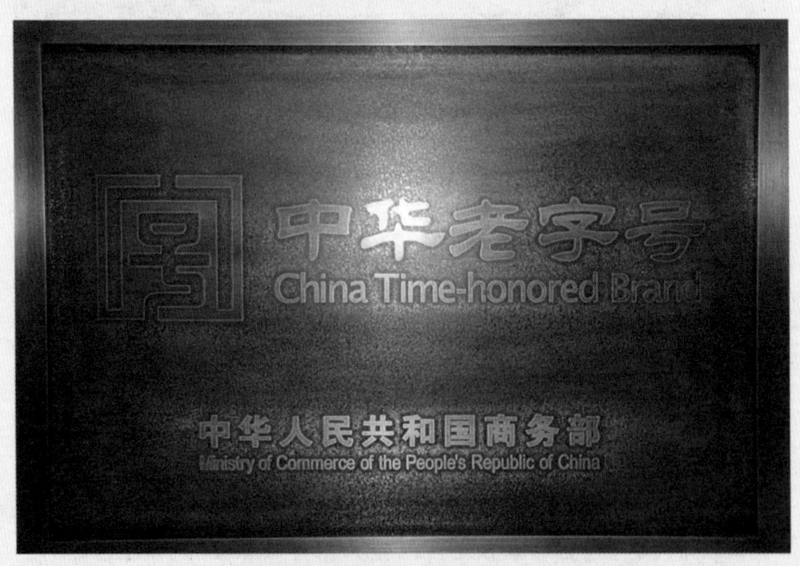

中华人民共和国商务部颁发“中华老字号”牌匾

国家级非物质文化遗产
鹤年堂中医药养生文化传承项目

以医载道

张大宁谈中医防治癌症

张大宁◎著

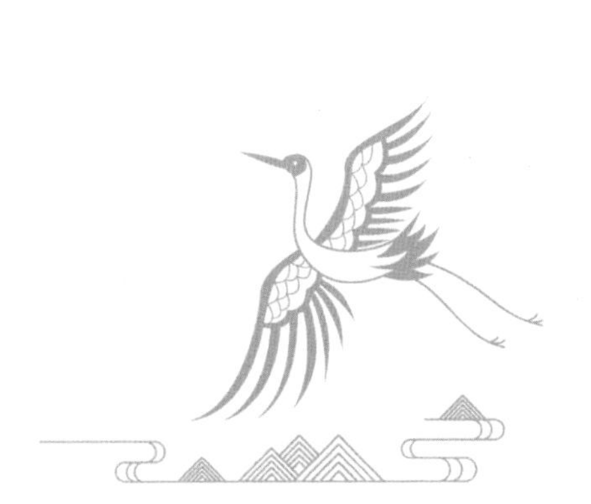

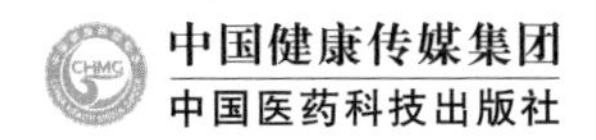

中国健康传媒集团
中国医药科技出版社

内容提要

本书通过介绍张大宁创建“中医免疫康复疗法”的始末，对当代中医防治癌症的创新和实践进行了整理。通过列举实例、讲述理论、科普健康知识、介绍食疗和运动方案以及中医数据分析等方式，全面、客观、生动地给读者提供中医防治癌症的新思路，使读者对“中医免疫康复疗法”有所了解。本书还记载了大量真实感人的故事，让读者能够切身感受医患双方身份，体会疾病治疗期间的不易和困难，给予大家向往健康、保持健康的正能量，帮助患者及家属一起抗击疾病、重获健康。

图书在版编目（CIP）数据

以医载道：张大宁谈中医防治癌症 / 张大宁著. — 北京：中国医药科技出版社，2022.2（2024.9重印）

ISBN 978-7-5214-2784-4

Ⅰ.①以…　Ⅱ.①张…　Ⅲ.①癌—中医治疗法　Ⅳ.① R242

中国版本图书馆 CIP 数据核字（2021）第 252375 号

美术编辑　陈君杞

版式设计　也　在

出版　**中国健康传媒集团** | 中国医药科技出版社

地址　北京市海淀区文慧园北路甲 22 号

邮编　100082

电话　发行：010-62227427　邮购：010-62236938

网址　www.cmstp.com

规格　710×1000 mm $^{1}/_{16}$

印张　14 $^{1}/_{4}$

字数　271 千字

版次　2022 年 2 月第 1 版

印次　2024 年 9 月第 2 次印刷

印刷　河北环京美印刷有限公司

经销　全国各地新华书店

书号　ISBN 978-7-5214-2784-4

定价　59.00 元

获取新书信息、投稿、为图书纠错，请扫码联系我们。

序

鹤年堂始建于1405年（明代永乐三年），比北京故宫和天坛还要早建15年，是京城历史最为悠久的中华老字号，也是中国历史上独有的一家600多年从未中断经营的医药字号，在民间享有盛誉。

鹤年堂是中国传统医药的优秀传承者和弘扬者，数百年坚持“生身以养寿为先，养身以却病为急”的理念，形成了以“调元气、养太和”为文化内涵的鹤年堂中医药养生文化。包括“和者鹤寿”的天年观，“阴阳之律，性命之本”的认知观，“终身养生不辍，整体平衡不偏”的整体观，以及“未病常调、将病预调、已病医调”的“以调求和”之法，“节、律、神、和”四字诀的“以神求和”之法和形养术、神养术、药护术、食养术、按摩术等。鹤年堂饮片的传统炮制技术誉满京城，《西鹤年堂参茸醪醴丸散膏丹价目表》中记有694种药品，技艺独特，传承至今，堪称中医药养生宝库。1999年，鹤年堂被授予“中华老字号”称号。2005年，被北京老字号协会授予“京城养生老字号、历史悠久第一家”的称号。2008年，“鹤年堂中医药养生文化”项目经国务院批准，被列入国家级非物质文化遗产代表性项目名录。

2020年以来，新型冠状病毒肺炎疫情席卷全球，200多个国家和地区的人民饱受疫情困扰。在抗击疫情的过程中，北京鹤年堂中医医院积极响应，为社区居民赠药、义诊，发挥了重要的作用。北京鹤年堂中医药研究院院长张大宁也用实际行动默默贡献了自己的力量。

张大宁，1948年出生，是京城四大名医施今墨的再传弟子，是北京著名中医肿瘤专家张仁济的女儿。继承父辈遗志的她深耕于中医肿瘤防治近40年，接诊了20余万人次的患者。在总结先辈经验的基础上，张大宁院长发扬鹤年堂中医药养生文化，将鹤年堂“调元气、养太和”的养生文化内涵融入中医抗癌方法中，并结合现代医学成果，主张“中医免疫”“中医肿瘤康复”“中医互验现代检查”等理念。其所创立的“中医免疫康复疗法”整合了中药内服外治、非药物疗法、心理干预、饮食指导、运动康复、群体抗癌、家庭癌症康复、志愿者服务、中医大数据等多种理论和方法，应用于癌症及其他常见病、疑难杂症的预防、治疗和康复，收获了大量成功案例。

新冠肺炎疫情暴发期间，张大宁仔细查阅了能收集到的所有新冠肺炎相关资料，从《温疫论》中捕获灵感，经过反复推敲，制定出适用于肺炎预防的“三花饮”及提升肿瘤患者免疫力的“三参汤”。她将处方公诸于世，并交由鹤年堂中医医院制作，献药给北京市民，获得了一致好评。当时北京鹤年堂中医医院全部停诊，使众多肿瘤患者不能及时就医。为了让疫情期间无法当面就医的患者能吃上药，以免贬误病情，张大宁率领团队开展了网络义诊活动，为近千位患者提供网诊、代煎、寄药等服务，解决了疫情期间患者“就医难”的问题。

张大宁不仅是一位经验丰富的医者，还是一位20余年的癌症康复者！身为专攻癌症的中医医生，身患癌症的经历让她更懂得人间冷暖，感受了患者的不易和艰辛，并在自我治疗康复的过程中飞速地提升医技。她为医缜密理性，内心却常常迸发火热激情，她率领学生们组建了一支“能征善战”的队伍，秉承600年老字号鹤年堂“调元气、养太和”之精华，精研癌症，留人治病，兼收并蓄，以医载道！

国家非物质文化遗产保护工作专家委员会委员

柳长华

2021年8月

目录

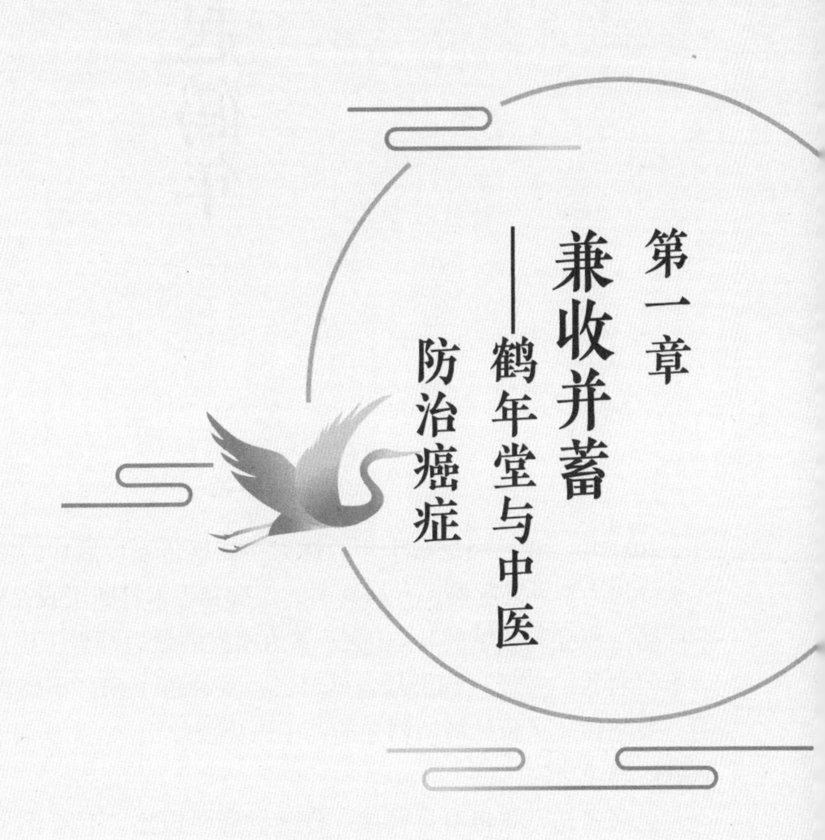

第一章 兼收并蓄——鹤年堂与中医防治癌症

缘起鹤年

儿时便知的老字号

2011 年，我已经沉寂十年。作为一名家传专攻癌症的中医医生，我于 2001 年被确诊为右乳乳腺癌，突如其来的疾病和手术打断了我在中医肿瘤科建设、中西医防治癌症等领域的壮志雄心。“治癌症的最后都得了癌症！”类似的无情话语敲打着我的神经，我反复告诫自己：要冷静下来，不要被无聊的闲言碎语影响，要坚信父亲张仁济所创立的“中医免疫疗法”，要坚信中医中药在肿瘤防治领域的确切功效！

患病之初，我也有过犹豫。作为肿瘤科医生，有着不少诊治癌症的相关经验和阅历，深知术后康复面临着的多种选择，每种选择都可能意味着副作用、复发、遗憾。使用中医药，是出于一位医者本能做出的坚定抉择，但是“医不自治”这句自古流传的古训是我接下来将会面对的“封印”。

我先后使用了多种中医药康复方案，在这个过程中，以自己的身体为“试验田”，细细品味着以毒攻毒、经方抗癌等方法，并比较其与自家的“中医免疫疗法”之区别。几经感受与体味，最终我决定放弃他人医治，走上挑战“医不自治”的康复道路。

“治学相长”，是对我康复历程的高度概括。十年间，我未曾使用过放疗、化疗、内分泌治疗等西医治疗手段，一路尝试、一路沉淀，用自己所学的中医药知识舔舐着伤口；十年间，我的视角未曾离开过肿瘤界，疾病谱、发病率、致癌

原因、现代医学的新药和新疗法、中药药理学的最新研究都有所关注。

经过十年治疗，我的康复效果非常好，逐渐恢复了患病之前的精力、体力，心境却不可同日而语。有时感叹“十年磨一剑，霜刃未曾试”，自己带病坚守一线临床的十年，是自身技术飞速进步、蓄势待发的十年，是切身感受患者、在患者角度上认识癌症的十年……憋了一肚子的话，攒了一身的劲，却似乎总是无法全力发挥、大声呐喊。

“冷眼向洋看世界，热风吹雨洒江天”，我等待的或许是一个机遇，又或许是一个柳暗花明的新天地……

在一个蛙叫蝉鸣的闷热午后，好友臧东坡上门拜访。臧先生经商多年，一直专耕于医药行业。见面寒暄后，臧先生切入主题：“这次来是想请您出山当院长！”

“不做，不做，不给自己找麻烦啦。”快言快语是我的习惯。

“您先别急，且听我说说，再定夺也不迟。”臧先生与我相识已久，他径自反问道：“您是土生土长的老北京，今天我倒想考考您，在这四九城里，要说求医问药，哪个老字号能属上号？”

“当然是同仁堂了，炮制虽繁必不敢省人工，品味虽贵必不敢减物力。您这大老板不是和同仁堂打上交道了吧？”

“嘿嘿，不是不是。”臧先生稍顿了顿，正襟危坐道：“丸散膏丹同仁堂，汤剂饮片鹤年堂。这是老北京的童谣，您是肯定知道的，今天我想邀请您出山的，正是这鹤年堂！”

闷热的空气似乎凝固，思绪穿过了窗外的蓬茸绿柳，穿过了潺潺不休的永定河水，穿过了热闹非凡、熙熙攘攘的前门大街。同样的仲夏时节，一个小女孩穿着蓝色的格子连衣裙蹦跳地走着，白净的瓜子脸，弯弯的柳叶眉，一双水灵灵的眼睛，满眼期盼着外祖父出诊结束带她去买糖葫芦。那是 1954 年，父亲张仁济在河北省邢台市漳村煤矿职工医院任院长，我与母亲居住在北京的外祖父家。外祖父谢耀斋是京城颇为有名的老中医，靠着出色的医技和朴实的性格，在刚解放的北京城前门大街上经营着一家诊所和一家旅店。

陪外祖父出诊是我儿时最喜欢的事。谢耀斋诊所位于前门大街内街十字路口的东南角，不大的档口古朴而静谧。步入诊所，正对着的是一个小小的账台，账台后面是一套黑色实木的药柜，药柜不大，有 50 余个药斗，里面盛放着外祖父平素常用的百余味药物。母亲有时会在诊所帮忙抓药，在账台与药柜之间辗转忙碌，不时招呼着刚进门的患者到一旁入座等候。外祖父的诊桌侧对着账台，之间有一组五页的屏风隔断，我喜欢将屏风轻轻地折起一角，扎着犄角辫儿的脑袋偷偷伸过来，观摩外祖父号脉、处方。

因为父亲长年在外奔波，在我的记忆中他总是模糊而严肃的。父亲师从京城四大名医施今墨，是华北国医学院的学生，他不仅熟读中医，还精通西医，曾在日本留过学，详细地学习过现代医学和药理学。他是施今墨的入室门生，著名针灸专家董德懋是他的引荐人。在拜入施门的那天，施今墨先生将他的名字“张秀岩”改为“张仁济”，寓“以仁义仁爱之心，施仁医济民济世”之意。

某日，难得休假回京的父亲带着我来到外祖父的诊所，嘱咐我去前门大街上玩耍，自己则坐在一旁跟诊。许久不见父亲，我便候在屏风外，默默地关注着屋内。诊室内患者进进出出，外祖父精神集中，望、闻、问、切之后，为一位位求医者写下处方，或嘱他们前屋拿药，或嘱他们去大药房抓药。旁观的父亲几次欲言又止，最终还是没有开口。直到夕阳斜下，外祖父起身送走最后一位患者，转头问道：“仁济，你是有话要说？”父亲推了推眼镜，微微屈身鞠躬道：“今日共接诊 33 位患者，为何其中 11 人的处方不在诊所取药，而让他们去鹤年堂配药？”

还是丱角顽童时，我就知道“鹤年堂”，这 3 个字常挂在外祖父的嘴边，那是在离前门不远处的菜市口，一间很大、很古老的药房。对于鹤年堂，外祖父十分信任。鹤年堂初建于明代永乐年间，五百多年未曾中断营业，以药材道地、饮片炮制精良、品种繁盛齐全、膏方汤剂工艺严谨，以及鹤年堂养元社的宫廷食疗秘方、推拿按摩技法等闻名京城，是可以信赖的老字号。

往事如烟，臧先生看我陷入沉思，便没有多打扰，他拿起茶杯，吹着杯中的绿茶打着转。光阴蹉跎过，有些场景却历久弥新：那一年，外祖父也是抿了口茶水，缓缓地告诉父亲：“有些中药不好保存，有些中药鱼目混珠不易辨别，还有些细贵药材、冷背药材是只有大药房才能采购到的。”外祖父说着指向药柜，“过些日子，我打算把柜上的药都清一清，往后都从鹤年堂取药，我已经和鹤年堂刘一峰掌柜打过招呼了，凭我的签字处方，患者购药还可以有优惠。”

外祖父后来的确减少了自己诊所的备药，越来越多的患者被推荐前往鹤年堂取药。同一年的冬天，鹤年堂迎来公私合营，被并入当时的宣武区医药公司。

克绍堂构

携手鹤年堂中医医院

“臧总，您详细说说鹤年堂的事，鹤年堂不是药店吗？”

看我提起了兴趣，臧总更加精神起来，“公私合营后，鹤年堂店厂分家，东安市场分号、西单分号、中药生产厂等先后从鹤年堂中划出，仅剩下菜市口的总店。‘文化大革命’期间，鹤年堂被打击成‘封建遗物’，饱受争议，好在一直有仁人志士据理力争，苦心经营，最后更名为‘人民药店’，平安度过了困难时期。拨乱反正之后，随着国家对老字号的振兴和扶持，鹤年堂又恢复了祖辈传承的名字，‘鹤年堂’的古老匾额（图 1-1）从故宫博物院被请回，重新挂于店堂之内。

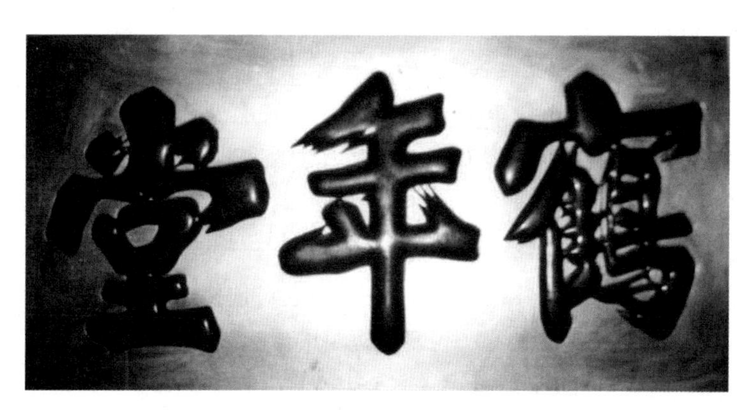

图 1-1 “鹤年堂”古匾，由明代宰相严嵩题字

1999年，商务部授予鹤年堂‘中华老字号’的荣誉称号。2002年鹤年堂迎来改制，从国有制顺利转变为股份制，打开了市场化的大门。我也是这个时候才开始接触鹤年堂的。之后实行了一系列的改革和发展，老字号逐渐企业化了。在2008年，经国务院批准、文化部颁布，‘鹤年堂中医药养生文化’被列入国家级非物质文化遗产代表性项目名录，这可是非物质文化遗产名录中关于中医药养生方面的唯一项目！”

房间内陷入平静，百年来中医药发展艰难多舛，曾有过数次“废除中医药”的呼声。一个贯穿了这段历史的民营老字号，能披荆斩棘走到今天，荣获国家的认可，实在难能可贵，其背后又有多少人为之付出努力，答案不言自明。

臧总打破了沉默，“今年的‘十二五’规划纲要，国家首次将中医药单列一节，中央财政投入59亿元支持中医药发展。这大大提升了中医药在经济社会发展中的地位，可见国家对中医药事业发展的支持力度！

鹤年堂是老字号，将近六百年的历史一脉传承，只是现在的业务多局限在‘药’的圈子里，想要恢复前人‘医、药、养生相齐’的初心还需要更多地投入和发展。如果能借着国家扶持医药行业的春风，大刀阔斧地改革，建药厂、办中医院，可谓顺理成章。我已经与鹤年堂的几位核心人物谈过了，大家的心思一致，都愿意看到鹤年堂发展和进步。开办医院，如能邀您出山相助，主持工作，那必然事半功倍！”

我清楚地知道，鹤年堂改革在即，百废待兴。创业不是容易事，何况医院一度怀疑我已有肺部转移，多年来虽经中药控制，但毕竟是一颗隐形的炸弹埋于胸前，创业之劳累、压力，可能便是引发炸弹的导火索……

“臧总，我也给您讲个故事吧。”无暇关心自己，是否加入取决于双方的初心和目的能否一致。我心中还有待解的疑惑，于是娓娓说道：“您也知道，我父亲张仁济是施今墨的弟子，是华北国医学院的毕业生，他本是在国立北平大学医学系学习西医，后来只因施今墨治好了他的多年顽疾——非特异性结肠炎，才决定改学中医的，也正因为有着不错的西医功底，施老对他格外看重，最后收为入室弟子。说到施今墨先生，他真的是一位富有远见的勇士，是推动中医药发展的伟人。

1929年，被誉为京城四大名医的施今墨、孔伯华、萧龙友、汪逢春及当时名医杨浩如、张菊人等共同创建了北平国医学院，这是京都首家中医高等学府。

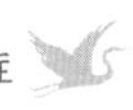

学校运行不过一年，施今墨却另起炉灶创建了华北国医学院。臧总，您可知这其中原因吗？”

“北平国医学院我略有了解，昔日鹤年堂掌柜刘一峰是该校的董事之一。刘掌柜心系中医发展，投资了很多学校，北平中药讲习所也有他的赞助。至于施今墨另创华北国医学院，想必是医道不同吧？毕竟施今墨主张中西医结合，彼时的中医多视此举有悖岐黄。”

“没错，这是其中最主要的原因。施今墨先生曾说：‘以科学方法整理中医，培养中医人才，绝不拘泥成法，唯一宗旨希望明先哲遗言，借助新医经验，为人民造福。’后来他提出的以医德和医术结合、中医和西医结合、理论和临床结合的‘三个结合’也成为华北国医学院的立院基础。

不过，施今墨先生另建学校的原因还有一条。培养中西医兼通人才，实现自己独创的教育方针，让中医紧跟时代不断进步——主导学校发展的话语权是必要的，没有话语权，一切想法终归都无法变为现实。

鹤年堂今日面临改革，不知此两条因素，是否会成为鹤年堂改革路上的绊脚石呢？”

臧总闻言爽朗笑道：“第一，鹤年堂600余年延续，靠的就是‘兼收并蓄、海纳百川’，鹤年堂药厂是中国最早尝试制作水丸的药厂，膏方工艺的改革也是一路精益求精，勇于突破。中西医结合如今已经百余年，早不算新鲜事物了，此与鹤年堂的理念不仅不矛盾，甚至可以说是十分契合的。

至于第二个问题。鹤年堂流传至今的古训‘调元气、养太和’是抗倭名将戚继光所提，这6个字可以理解为生生元气、持盈保泰、以调求和。‘调’自古便有两个发音，tiáo与diào，发音不同，字面意义也不同。有人认为应该读tiáo，有调和气血、调和脏腑之意。但是鹤年堂祖辈传下来的故事，却说戚继光读之为diào，将人之气血视为兵力，与疾病斗争时应听凭调动、排兵布阵！鹤年堂的运营管理也是如此，若拜您为将，必然听凭军令，依法行动。”

“好一个听凭调度、排兵布阵！这种思维和我主张的‘中医免疫’理论有相似之处！”

臧总说到兴起，继续补充：“其实究竟读哪个发音并不重要，重要的是鹤年堂包罗万象、和而不同的经营理念。鹤年堂自创店起，就主张医药与养生并存，已病得治、将病先防、未病养生。明代兵部员外郎杨继盛曾给鹤年堂提了一副楹联——‘欲求养性延年物，须向兼收并蓄家’，兼收并蓄就是包罗万象，就是和而不同。您是施今墨的传人，是中西医结合治疗癌症的专家，对于‘兼收并蓄’肯定有着更加独到的见解！”

“这样看来，鹤年堂虽是老字号，但是并不保守；虽然现在仅有一个药店，但曾经也是百花齐放，医、药、养并重咯？”

“当然！中西医结合与老字号并不冲突，甚至可以说，鹤年堂要重新恢复往日荣光，离不开您这样走在中医创新改革道路上的先锋！”

“我劝天公重抖擞，不拘一格降人才！”我笑着赞道。

回想起半个世纪前外祖父对鹤年堂的褒奖，坚定地将自家诊所的备药缩减；之后父亲曾赴鹤年堂考察，20 世纪 80 年代他回京行医后亦效仿外祖父，嘱患者在鹤年堂抓药……一切机缘最后画成了一个圆。

“既然如此，我也不必自谦推让了。我愿意一试，携手鹤年堂老字号！”虽已过花甲之年，又将在鹤年堂的平台上开启一段崭新的旅程。

钩深癌症

成立张大宁中医传承工作室

但屈指，西风几时来？又不道，流年暗中换。

我出任北京鹤年堂中医医院院长。表面的光鲜靠的是背后的付出和努力，医院的装修改造、设备采买、人员招聘、规章制定……一系列冗杂而必要的工作逐步开展。“不当家不知柴米贵”，医院不同于其他经营机构，卫生防疫、药监、工商、环保、消防等诸多要求都须达标管控；人力、财力、物力等也需仔细经营。

一切步入正轨后，老字号旧貌换新颜，我们又开始筹划中医肿瘤科的建设。1989 年，我和父亲张仁济合著的《中医治癌新路》一书中提出了“中医免疫疗法”，其中主要对于中药防癌、治癌以及癌症康复等内容做了系统地阐述。虽然书中超前地提出“中西参并防治癌症”“运用具有抗癌药理作用的中药药对”“重视清热解毒”等理念，但归根结底，这还是一部中医内科、讲究“诊疗技术”的学术书籍。

癌症作为一个病因不甚明了，治疗方法处于摸索之中，预后受到多种因素影响的难题，至今仍无法攻破，仅靠一种诊疗技术难以面面俱到。面对这样一个强大的敌人，我念念不忘的是包头市原教育局乔局长赠予父亲的题字——“斩癌剑”。

是的，面对癌症要敢于“亮剑”，纵然是再强大的对手，也要毅然出手，即使无法将敌人打倒，也要成为一座山、一道岭，挡在敌人的面前！

从癌症康复者和癌症医生的双重身份出发，将中药内服、中药外治、非药物疗法、心理干预、营养指导、运动康复，甚至包括患者的社会性康复、家庭康复等多种因素打造成为抗击癌症的集团军，这是一个包罗万象、兼收并蓄的综合医疗体，是构建一个让医患关系和谐共处、让患者备受关怀的大家庭。

为了更专注、更快速地达到这个目的，我毅然卸任了鹤年堂中医医院院长的职务，以鹤年堂中医药研究院院长、中医肿瘤科主任的身份操持临床与研究，埋首于一切与强敌癌症有关的课题：内科上继续挖掘中医药防治癌症理论，通过不断的印证实践，总结出“中药药组配伍”“望诊之手诊、舌诊结合应用法”“脉诊之双手同步诊脉法”“处方参考 / 互验现代检查”“扶正祛邪清补比例”等内容，进一步完善丰富了“中医免疫疗法”；外治法上结合自身康复经验，提出并尝试了“透皮给药缩减 / 控制肿块”“中药熏洗法抗炎消肿，逆转 HPV 病毒”“按摩点穴法缓解术后水肿”“腹针耳穴等远端取穴防治癌症”“电经络理疗”等内容，收获了大量的成功案例；养生保健方面则结合了“养生功法”增强免疫力配合癌症康复，归纳总结了“癌症食疗方案”，并将心理疏导化散为整，提出“亲情式服务”。我还参考鹤年堂古方，创立了多款适用于癌症预防、保健及康复的食疗膏方和代茶饮……

中医肿瘤科以“张大宁中医传承工作室”的形式成立，包含了中医内科团队、中医外治康复团队和志愿者服务团队三大部分。对于包括癌症的预防、癌前病变的治疗、癌症进展期的治疗与控制、西医治疗期的配合、术后康复及防转移与防复发、带瘤生存期的延续治疗、晚期癌症的姑息性治疗等各个周期、各个角度，均有对应的干预手段。

此外，我还将临床病历收集整理，投资设计了一款专门适用于中医肿瘤科的病历系统软件，以此进行大数据统计，将中医防治癌症数据化、科学化，获得循证支持。

癌症患者是复杂的个体，其治疗效果受周遭环境、家庭、既往病史、心理、饮食、运动、起居习惯、治疗方案、后期康复、医嘱落实等因素影响，若希望获得最优的治疗康复效果，必然要将可能影响到疗效的问题控制在可控范围之内。故不辞辛苦地整合理论、技术、人员、产品于一宗，应鹤年堂“兼收并蓄”之理念，创立了一套崭新的疗法，将其称为“中医免疫康复疗法”。

如今我仍保持着鹤年堂中医医院每周的 3 个门诊，在一诊一方之间，十年默默走过。十年不长，但足够“树木”；十年也不短，宝剑初试锋芒。回想当初筹

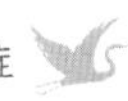

备医院，与臧总的谈话仍历历在目，那时的我癌症康复十年、沉淀积累十年，需要一个平台施展自己的理想抱负；如今的我癌症康复二十年、苦心经营十年，需要的是将自己的经验整理成册，开班授业，传承延续。

本书便是我在日常临床、观察和思考过程中，所看到的、听到的、想到的长期积累。

第二章“中医免疫——调元气”中，讲述“中医免疫康复疗法”的理论和实践。

第三章“中医康复——养太和”中，就常见康复保健问题、四季养生知识等进行科普和探讨。

附篇“以医载道——传承仁医济世精神”中，就医生医德建设进行讨论，回顾鹤年堂及施今墨、张仁济一脉传承的仁医济世精神。

第二章 中医免疫

——调元气

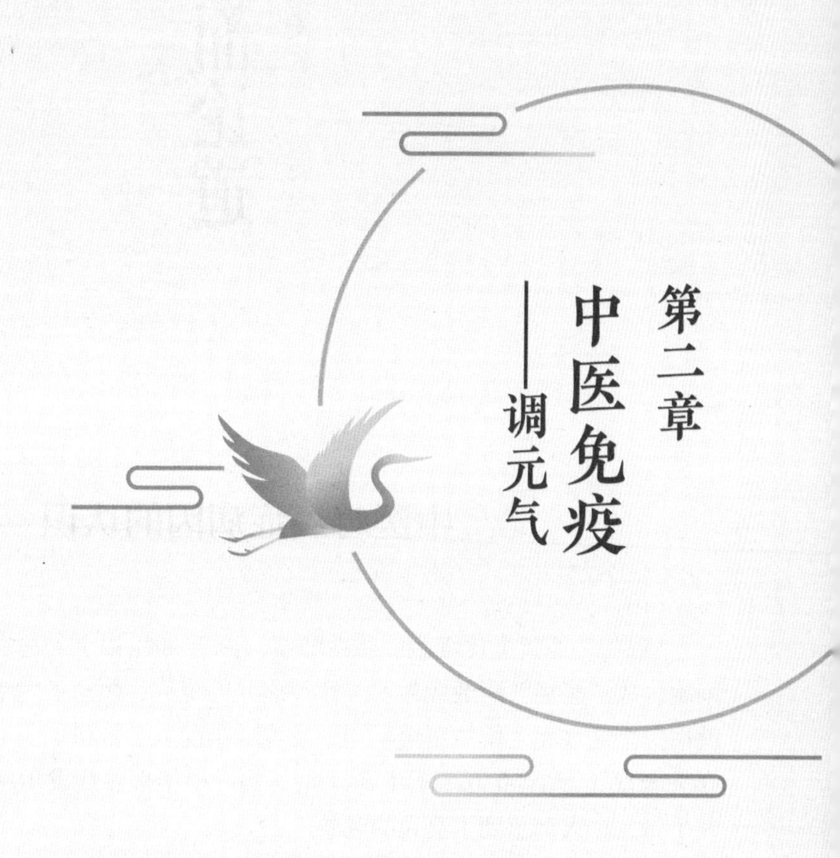

坐而论道

中医免疫康复疗法的形成

中医对癌症病因的认识

“癌症”原指上皮细胞的恶性肿瘤，由于90%以上的恶性肿瘤都来源于上皮细胞，故“癌症”渐渐成为“恶性肿瘤”的统称。短短五六十年的时间，“癌症”就由一个遥远而生僻的医学名词，发展成当前人类健康的头号敌人，每年疯狂地夺去全世界近1000万人的生命。尤其是近十年来癌症发生率的低龄化倾向，使几乎每一个人都感到了莫大的威胁。

2011年，《细胞（CELL）》杂志中一篇文章，描述癌症具有以下特征（括号中为汤钊猷院士的理解）。

❶ 失控的自身复制（癌细胞可以不按照需要分裂增殖）

❷ 侵袭转移（癌细胞可以侵犯周围组织器官）

❸ 诱发炎症（癌症可引起炎症发生）

❹ 诱导血管生成（癌细胞可促进生成更多的血管，以供应癌细胞发展所需要）

❺ 基因组不稳定和突变（癌细胞的遗传物质基因组不稳定，易出现变化）

❻ 抵抗细胞死亡（癌细胞通常不会像正常细胞一样“老死”）

❼ 改变能量代谢方式（癌细胞有不同于正常细胞的能量代谢方式）

 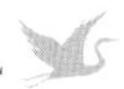

❽ 持续增殖信号传导（癌细胞的增殖常不会暂停，呈持续“工作”）
❾ 逃避生长抑制因子（癌细胞可以避免抑制其增殖的因素）
❿ 避免免疫损伤（癌细胞能逃避免疫——“人体卫士”的追杀）

鉴于此 10 个特征，癌症的治疗难度大，长期收效低，致死率高。癌症的西医学治疗也是通过“攻击”这些特征达到治疗目的——直接切除癌肿、使用化学/物理/生物的方法消灭癌细胞、切断癌肿的营养供给源/供给路径、干预突变的基因等。但无论何种手段，癌症的治疗常常会出现治疗不彻底、易复发、易转移、损害健康组织器官、诱发其他疾病等结果。

导致这种结果的主要原因，是由于癌症是多种因素长期综合作用所引起的全身性疾病，绝非局域病灶。西医学对于癌症过于关注局部、关注微观，一切治疗以消灭肿瘤为目的，所用方法多为单一的、围追堵截式的；而中医“整体观”是更为契合“癌症是全身性疾病”的宏观理论，中医“治未病”更能提早对癌前病变进行干预，中医的理、法、方、药、食疗、功法等更能综合性地应对复杂的癌症及其发病原因。虽然，中医对于大尺寸肿块无法做到快速消除，但若以中医配合西医学，或按照“带瘤生存”的思路，还是可以收到较好的治疗效果。

迄今为止，虽然各国专家、机构对癌症的研究已取得不少成果，但主流医学仍然认为，癌症病因不明。中医的病因学则认为癌症的发生有以下几方面的因素。

六淫致病：六淫是风、寒、暑、湿、燥、火 6 种外感病邪的统称。风、寒、暑、湿、燥、火在正常情况下称为“六气”，“六气”是自然界 6 种不同的气候变化，对人体无害。人体生长在自然界，对“六气”产生一定的适应能力，所以正常的“六气”不易致病。当“六气”发生太过或不及，或非其时而有其气，以及气候变化过于急骤，在人体的正气不足、抵抗力下降时，“六气”变生为“六淫”侵袭人体，成为致癌因素。

七情内伤：七情是指喜、怒、忧、思、悲、恐、惊 7 种情志变化。人体正常的情志活动与脏腑、气血有着密切的关系。中医理论认为：心主血藏神，肝藏血主疏泄，脾主运化而位于中焦，是气机升降的枢纽，又是气血化生之源。所以情志所伤的病症以心、肝、脾三脏和气血失调为多见。而中医五脏不同于西医脏器概念，而是数套彼此影响关联的体系，一旦致病可产生连锁反应。暴怒伤肝、过喜伤心、忧思伤脾、过悲伤肺、惊恐伤肾。七情内伤，扰及气血，可致气郁、气滞、血瘀、血虚等，造成脏腑亏虚、阴阳失衡、气血失调，与外感之邪形成内外合邪之势，导致人体气滞血瘀、痰凝毒结，形成癌瘤。

饮食劳伤：“食饮有节，起居有常，不妄作劳”是保持健康的必要条件。饮食要节制，劳逸要适情，否则会影响人体生理功能。如恣食膏粱厚味、辛辣炙熏之物，会影响脾胃运化功能，而脾主湿，脾虚不能运化水湿，湿蕴于内，积久不散，水液不化，凝聚而成痰浊痞块，即生肿瘤。肿瘤的发生又与“劳伤”密切相关，无论劳力、劳神，还是久疲不得休息，皆能耗伤正气，导致正气亏虚、气血失调、阴阳失衡，最终为血瘀、痰结等提供了居所，形成肿瘤。

先天因素：包括先天禀赋不足、素体亏虚以及父母所授之易患肿瘤的家庭性因素。

以上四个方面，分别对应了西医学关于环境因素、社会心理因素、不合理的膳食结构、不良生活习惯以及家庭遗传因素等可以导致癌症发生的有关论述。

另外，随着现代医学的飞速发展，各种医源性致癌因素也应受到医学界的广泛重视。例如，研究表明长期口服避孕药可能与年轻妇女肝癌、乳腺癌的发生有关；美国国会健康研究公布子宫内膜癌随雌激素使用时间的增加而增加；某些抗肿瘤的化疗药物同时也具有某种致癌作用；某些中药质量不佳或使用不当时也会成为致癌因素等。

事有起因，病有成因。不论是医者还是患者，对癌症的病因都应有一个较为清晰的认识，这不仅有利于癌症的治疗与康复，更为关键的是，可以帮助预防癌症。预防是最为有效的“治疗”，提高人们的防癌意识，降低癌症的发病率，医生树立“不治已病治未病”的观念，积极治疗癌前病变，是减少癌症发生、提高癌症治愈效果的关键。

父亲张仁济谈“中医与免疫”

（本文改编自《中国人才报》1987 年 4 月 23 日文章《仁医济世》，原作者郑海宁、曾希圣。）

“免疫”在当时的医学界属于新概念，因尚未能窥探到免疫细胞的全貌，许多学者及医者认为“免疫治疗”理论可行，却无从下手。父亲张仁济极具前瞻性地将“免疫力”与传统医学中的“扶正祛邪”思想结合，提出“中医免疫”概念，并在临床运用中获得了大量的成功案例。而这一理论的提出，较 1992 年发

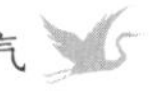

现的白介素作用于T细胞治疗转移性肾癌、黑色素瘤，及1997年第一个治疗肿瘤的单克隆抗体（利妥昔单抗）用于治疗非霍奇金淋巴瘤都要早出许多年。

在北京永定门外某粮库工作的老工人孟某，1986年初自感上腹闷胀、疼痛，后于北京天坛医院确诊为胃癌。医生把诊断结果告诉了老孟的儿子，要求当即收住院，准备手术。老孟的家属经过商量后对老人谎称他患了“胃溃疡”，需手术治疗。

老孟彼时已60有余，他心想都这把年纪了，又不是什么重病，不如先吃点中药试试，何必直接手术呢。当晚，老人从天坛医院住院处“溜”了，跑到呼家楼闺女家住下。他早就听说有位叫张仁济的大夫专治疑难病症，准备第二天找上门去，先开几剂中药吃吃。如此服了十三四剂药后，老孟自觉精神爽快，胃脘舒服了。两个星期后，他的儿子好不容易做通他的工作，又带着他来到天坛医院，术前胃镜检查时却怎么也找不到原来癌变的肿块了！医生也倍感疑虑，最后推断只可能是中药起的作用。肿块消失了，手术也取消了，家人方敢将胃癌的事情告诉老孟。老孟不胜感激，题上“胃癌不用刀”几个大字，又请人装裱一番后送到了父亲张仁济那儿（图2–1）。

清华大学教师魏某，57岁。1986年4月下旬，出现讲话声音嘶哑、咽干等状况。经检查，左声带肥厚，表面粗糙，左室带膨隆越过声带。后经原北京医科大学第三附属医院取活体病理诊断为“早期鳞癌”。他跑了几个大医院，都主张采取半喉切除或放射治疗。

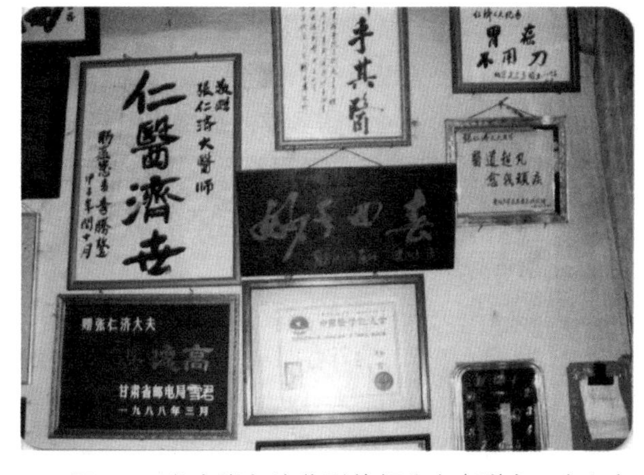

图2–1　父亲张仁济收到的部分患者赠字，右上角“胃癌不用刀”为老孟所题

做不做手术呢？老魏通过朋友介绍找到父亲张仁济商量，父亲主张不动刀，以内服中药进行保守治疗。

从1986年5月上旬开始，老魏开始服用中药。至7月中旬，声音嘶哑及喉干症状有明显好转。9月底暂停服药后，经原北京医科大学第一、第三附属医院及北京肿瘤医院喉镜检查，一致认为“左声带表面光滑，稍有肥厚，但无肿块，左室带膨隆无明显变化，双声带运动闭合好。流动观察期限可由过去的半个月延长为3个月左右”，癌变的组织消失了！

与传统的中西医治癌方法不同，父亲敢于在治癌方面独辟蹊径。他认为，西医对癌症采取的手术、放疗、化疗，总的来说，都有一定“破坏性”。治癌的同时，使人体的一些组织与健康细胞也受到了一定损害。传统中医采取“以毒攻毒”法治疗癌症，对健康细胞也有伤害作用。他则主张采取一种保护性疗法：不用毒性大的中药，不可为了治疗疾病顾此失彼，“留人治病”方为医疗之目的；用清热解毒的药来进攻癌毒（癌细胞），用化瘀散结药来消除癌肿病灶，再根据辨证的情况，给予行气、消痰、散痈、利水等方法辅助；最为主要的是固护脾胃、补益肾精，分别从中医“先天之本”和“后天之本”改善体质，达到增强免疫力的效果。如此扶正祛邪之方法，正是“中医免疫性治疗”之方法。

父亲张仁济曾说：“所谓中医免疫性治疗，是一种保护性疗法，即通过中草药来增强人体的免疫功能、造血功能、消化功能等，不仅能让患者的症状得以改善，体力得到增强，肿块得到控制，还能使异常的血象、生化等指标恢复正常。

近10年来，临床实践和动物实验证明，肿瘤的生长可能受免疫因素的影响，人类的肿瘤也有类似的情况。临床中，我观察到有一部分肿瘤存在自然消退的现象，这说明人类对癌细胞也有免疫机制。利用中草药调节机体状态，可以激活、提高、加强这套免疫机制，这便是中医免疫反应。

虽然这套理论尚未得到实验研究支持，但是通过临床中数以万计的各类癌症患者的实例，还是可以说明中草药在癌症治疗过程中起到了意想不到的疗效，是否具有间接免疫效果，值得我们进一步研究探讨。我已邀请了植物学家、药学家、化学专家共同来支持、援助我，一起进行这项研究。我相信，中草药具有免疫效能和间接免疫功能的‘秘密’，终有一天会被揭示的！”

父亲对中西医结合的看法

（此篇文章是父亲张仁济于1989年所作，原文题目是《我对中西医结合的看法》。）

我早年攻读于北平大学医疗系，后又东渡日本深造两年，为在医学上有所建树，可谓是不惜余力地钻研临床，自认为对西医方面有了较深的了解，可以为患者解除病痛做些工作。

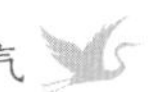

不料1947年我患上非特异性肠炎，每日腹泻不止，使我筋疲力尽，支撑不住。“医不治己”，我只好求治于北京各大医院，也去权威的北京协和医院治疗过，都无济于事，每日仍腹痛、腹泻，这样折磨竟达两年余，我也丧失了信心。

西医对于这种肠炎，居然束手无策，可我又不愿就这样任疾病摆布。经亲友劝说与介绍，到名中医施今墨先生诊所求治，仅服用三剂汤药，两年多的腹泻便痊愈了，至今未发。这种神奇的治疗效果，把我的身体从疲惫不堪的状态中解脱出来，当时对我的思想有很大触动，也因此使我对中医中药的无比威力产生浓厚兴趣，深刻认识到自己要想在临床上有所创造，必须通晓中医中药，走中西医结合的道路。西医西药和中医中药各有长处和短处，应当相互取长补短才能更有效地发挥作用，去诊治疾病。应该承认有些疾病西医西药解决不了，而中医中药就能迎刃而解，所以若能在西医的基础上再掌握中医中药，就可以在救死扶伤的道路上更大步地前进！为此，我几经周折，拜施今墨为师，从此迈入了中医门槛。

我认为西医有科学理论和先进设备，尤其在诊断疾病方面使用现代化精密仪器对病灶能做出定性、定位诊断，一般来说是准确无误的，这是中医阴阳五行学说所不及的地方。运用西医的先进仪器和检查方法，如CT扫描、B超、X光、核磁、病理切片等就能确定癌肿部位、大小以及癌细胞在分化上的分型。这样有了明确的目标，克服了中医在诊断上的缺欠，再使用中医中药治疗，针对性更强，可以根据癌肿的部位和类型下药。比如胃癌与肝癌都在腹腔内，由于癌肿所在的脏器不同，类型也不同，所以药味也不尽相同，疗效也不一样。这样做首先要建立在西医先进设备准确诊断的基础上，才能有中医的精准下药。现在西医虽说对于癌肿能正确地诊断，但对于晚期患者尤其被称为“癌肿堡垒”的晚期肝癌，在治疗上仍处于一筹莫展的无能状态。而中医中药治疗癌症，虽说不是百分之百有效，但临床证实很大一部分患者服用抗癌中草药后症状得以改善，病情得到控制，减轻了痛苦，延长了生命。

我多年来的临床实践体会，所谓癌症从中医角度来看，就是人体气血不畅造成的。气血郁滞就容易产生内热，为此，我在治癌上采用清热解毒、疏通气血的办法，使得病体的功能恢复正常。我选用的抗癌中草药药源丰富，价格便宜，能为广大患者所接受。在药性上多是寒凉药，佐以理气活血药，不用大补药，以免增加病体的内热，用药的目的在于调动机体本身的力量，这是治本所在。清除内热，气血流行通畅，可使机体的功能恢复平衡，增强了抑制癌细胞繁殖的能力，使某部位的癌肿得以控制。我一直不主张对癌症患者进行长期的化疗和放疗，因为它使恶性肿瘤患者的免疫功能，尤其是细胞免疫功能受到抑制，并引起严重的消化道反应。我使用的中草药就在于改善或恢复癌症患者的免疫功能。临床实践早已证明，免疫功能的高低与预后密切相关，千方百计地去保护和提高患者的免疫功能，是我治癌的关键所在。

我走中西医结合的路子，是由临床实践中逐渐产生出来的——应用西医优良的设备确定癌肿的类型和部位，以中医的脉象、舌诊辨认病体的寒热、虚实以及预后，配以相应的抗癌中草药。在用药上既注意整体，也注意局部。之后，再参考现代化的西医设备检查结果来鉴定中医中药的疗效，即西医诊断、中医治疗、中西医综合评价。这是我中西医结合的模式。

我们应当汲取西医、中医各自具有的长处，把它们融为一体，发扬光大。医务工作者不能仍在一些疾病面前表现出恐惧和无能，要想在攻克癌症的难关上有所作为，就应当走中西医结合的道路，勇于探索，敢于创新。

中医免疫疗法的形成

一、一般意义上的免疫治疗

> 希望中医界的同行们要扩大视野，要有所作为，在中药治癌方面下功夫，从这方面创出治癌的新路子。
>
> ——张仁济

大量的资料证明，在动物肿瘤中，免疫因素对肿瘤发生和治疗起着多种作用。过去10年临床研究的结果，也肯定了免疫因素在人类肿瘤中具有非常重要的作用。当今，人们注意到在免疫抑制，如肾移植或免疫缺陷的情况下，发生恶性肿瘤的危险性大大增加。有人也曾提出机体有与肿瘤有关的抗体存在，人体似乎有能力消灭循环着的癌细胞，甚至在某些特定的情况下人类肿瘤可出现自发消退现象。以上所谈的情况，可能都与机体防御功能有关。

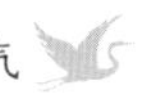

1. 主动免疫治疗

如果肿瘤细胞已明显不同于正常细胞，身体可能会把它们当作体内“异物”看待，从而产生抗体来消灭它。科学家们曾不断努力，试图诱发人类的“主动免疫”，但至今并未成功。主动免疫治疗方面，人们进行了多种实验研究，曾把患者本身的肿瘤细胞经照射后再输回体内，也曾用过其他患者的同类肿瘤细胞、细胞的提取物，甚至还把患者的淋巴细胞经体外处理，加强其抗癌能力后，再给患者输回。但许多患者都未能获得较好的疗效。尤其是肿瘤体积较大者，其免疫性防御作用都明显降低，如果患者再接受一系列治疗，防御作用常常还会进一步下降。

2. 被动免疫治疗

机体被动地接受抗体，或已经致敏的淋巴细胞，这时所产生的免疫力比较快。但是维持时间短，而且再次接触病原体后并不会产生免疫记忆，仍需再次输入抗体，使病原体得到清除。

3. 非特异性免疫治疗

研究发现，注射某种制剂能刺激机体总的免疫系统。例如将卡介苗注射到黑色素瘤的结节内，可使被注射的结节缩小；I 期肺癌患者经肺部手术后，在胸膜腔内注射卡介苗，可明显提高患者的生存率。其他如短小棒状杆菌加用或不加用抗原的方法等。

总而言之，虽然肿瘤研究工作者认为免疫因素对肿瘤治疗有重要影响，但进入临床使用还有待进一步积累资料、总结经验和深入研究探讨。

二、创新的中医免疫疗法

“中医免疫疗法”是一种保护性疗法，我们研究发现 54 种治癌功效极强的中草药，将其合理搭配制成制剂或入汤剂，取得了较好的治疗效果。药理学研究表明，这些中草药对癌细胞有明显抑制作用，且无副作用或副作用较小，具有修复人体免疫系统、增强免疫功能的作用，保护或恢复身体各部分功能，对患者不造成破坏性或损伤性的后果。我们临床实践的大量病例也证明，采用此法能够增加免疫力，使机体细胞不受损害，消灭癌细胞，消除病灶，恢复造血功能，由缓解达到治愈。

“中医免疫疗法”的创新之处主要在于“中医免疫”，充分发挥中草药提升人体免疫功能的效力，达到标本兼治的目的，因而既不同于西医的放疗、化疗，亦不同于一般意义上的免疫疗法，更不同于传统中医“以毒攻毒”疗法。为了推广这一疗法，造福更多的患者，介绍54种抗癌中药如下（表2–1）。**请勿自行尝试，须在医师指导下使用。**

表2–1 常用抗癌中药功效与应用举例

序号	药名	功效	应用举例
1	蛇莓	清热凉血，解毒消肿	急性白血病、肝癌、肺鳞癌、肠癌肺转移
2	蒲葵子	活血化瘀，软坚散结	肝癌、肝炎、腹部肿块
3	猫爪草	清火解毒，化痰散结	肺癌
4	虎杖	活血散瘀，祛风利湿，解毒消肿，止咳化痰	恶性黑色素瘤、胃癌、食管癌、胆囊癌、胰腺癌、肠癌等
5	猫眼草	镇咳祛痰，散结逐水，拔毒杀虫	肺癌、胸腔积液、瘰疬
6	黄毛耳草	清热利湿，解毒消肿，活血舒筋	肺癌中晚期
7	平地木	化痰止咳，活血利湿	骨肿瘤、神经母细胞瘤、鼻咽癌脑转移
8	蜀羊泉	清热解毒	皮肤癌、舌癌、扁桃体癌
9	石见穿	清热解毒，活血，理气，止痛	皮肤癌、胃癌、鼻咽癌等；癌痛
10	半边莲	清热解毒，利水消肿，散结抗癌	胃癌、肝癌、肺癌等
11	半枝莲	清热解毒，散结化瘀，止血，利水，抗癌	食管癌、胆囊癌、肠癌等
12	铁树叶	化瘀消肿，和胃散结	胃癌、肺癌、骨肿瘤
13	白花蛇舌草	清热利湿，活血止痛，利尿消肿，解毒抗癌	肺癌、肠癌等
14	猪殃殃	清热解毒，利尿消肿	肠癌、骨肿瘤
15	垂盆草	清热利湿，解毒消肿，凉血止血	胰腺癌、肝癌、骨肿瘤
16	紫草	凉血透疹，清热利湿，解毒	皮肤癌、肺癌、肺癌淋巴转移、乳腺癌淋巴转移
17	黄药子	散结解毒，凉血止血，清肺止咳	胸膜恶性肿瘤、食管癌；癌痛
18	木鳖子（慎用）	散结消肿，追风定痛，攻毒杀虫	乳腺癌；癌痛

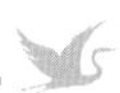

续表

序号	药名	功效	应用举例
19	八月札	疏肝理气，活血止痛，除烦利尿，软坚散结	恶性淋巴瘤、胃癌、骨肿瘤
20	薏苡仁	健脾渗湿，舒筋除痹，消痈排脓	肾癌、膀胱癌
21	漏芦	清热解毒，消痈下乳，舒筋通脉	乳腺癌、扁桃体癌
22	龙葵	清热解毒，祛风化痰，活血消肿	肝癌、白血病、舌癌
23	白毛夏枯草	止咳化痰，清热凉血，解毒消肿	喉癌、痈肿疔疮、衄血吐血
24	重楼	清热解毒，消肿止痛，凉肝定痛	肺癌；癌痛
25	菝葜	祛风利湿，解毒消痈	食管癌、贲门癌、肺癌淋巴转移、鼻咽癌脑转移
26	山豆根（慎用）	清热泻火，利咽消肿，解毒杀虫，通便	胃癌、宫颈癌
27	木馒头	通乳，利湿，活血，消肿	乳腺癌、鼻咽癌脑转移
28	瓜蒌	清热润肺，化痰消肿，宽胸散结，解渴利肠	肺癌、乳腺癌、癌症上腔静脉压迫综合征
29	海藻	化痰软坚，消瘿散结，利水退肿	甲状腺癌、乳腺癌、恶性淋巴瘤
30	昆布	化痰软坚，消瘿散结，利水退肿	甲状腺癌、乳腺癌、恶性淋巴瘤
31	蒟蒻薯	清热解毒，理气止痛	胃癌、肝癌、肠癌、肠炎、胃及十二指肠溃疡、癌症淋巴转移
32	水红花子	散血消癥，消积止痛	肝癌、胃癌、胰腺癌、胆囊癌
33	白英	清热利湿，解毒消肿，活血祛风	白血病、胰腺癌、肝癌、胃癌
34	蒲公英	清热解毒，散结消肿，除湿利尿	乳腺癌、胰腺癌、皮肤癌等
35	紫花地丁	清热解毒，凉血消肿	乳腺癌、肠癌、阴道癌、恶性淋巴瘤
36	拳参	清热利湿，凉血止血，散瘀解毒	肺癌、宫颈癌、肠癌、胃癌等
37	浙贝母	清热化痰，散结消痈，解毒，止咳	肺癌、乳腺癌
38	山慈菇	清热解毒，化痰散结	贲门癌、甲状腺癌、胰腺癌；癌痛
39	紫石英	温阳健脾，平肝息风	脑胶质瘤、继发性脑瘤

续表

序号	药名	功效	应用举例
40	三棱	破血行气，消积止痛	宫体癌、宫颈癌、卵巢癌、肝癌、骨髓瘤
41	莪术	行气破血，消积止痛	皮肤癌、甲状腺癌
42	川楝子	疏肝，行气，止痛	肝癌；癌痛
43	延胡索	活血，利气，止痛	肝癌、胆囊癌；癌痛
44	葶苈子	泻肺平喘，祛痰散结，利水消肿	胸腔积液、腹腔积液、肺癌、卵巢癌
45	辛夷	祛风散寒，通窍止痛	鼻咽癌
46	补骨脂	温肾固精，暖脾止泻，纳气平喘	骨软组织肉瘤、恶性淋巴瘤、脊髓损伤、骨损伤
47	狗脊	补肝肾，除风湿，健腰脚，利关节	骨肉瘤、癌症骨转移
48	仙鹤草	收敛止血，补虚调经，除湿止痢，杀虫解毒	骨髓功能不全、白血病；癌痛
49	鸡血藤	活血补血，调经止痛，舒筋活络	术后/放化疗后的贫血、白细胞降低、血小板降低
50	红景天	清肺止咳，健脾养心，止血散瘀	肺癌；心肺功能下降
51	僵蚕	清热镇惊，化痰止咳，消肿散结，息风止痉	肺癌、鼻咽癌、膀胱癌、脑肿瘤
52	蜂房	祛风解毒，杀虫止痛	肺癌、乳腺癌、瘰疬、疮疡肿毒
53	水蛭	破血，逐瘀，通经	骨软组织肉瘤
54	鳖甲	滋阴潜阳，软坚散结，清热息风	乳腺癌、甲状腺癌；癌性发热

癌瘤可在人体各系统发生并出现各种不同的症状，用中草药治疗可以控制病灶发展，缓解和减少患者痛苦，如发高热持久不退，疼痛长期不得缓解等。癌症因感染而发热可以加用丹皮、柴胡、山栀子、石膏、地骨皮、淡青蒿、鳖甲。癌症晚期都有剧烈疼痛，可以加用中草药川楝子、乳香、没药、延胡索、石见穿、黄药子等，能有效地缓解疼痛。

肺癌常见胸闷、气急、咳嗽多痰、痰中带血。常用中药如：瓜蒌皮、桑白皮、干薤白、紫菀、橘红、陈皮、地榆、侧柏叶、白及、远志。

肝癌常见腹水、疼痛、小便不利。可用中草药如：川楝子、延胡索、旱莲

 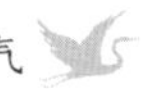

草、车前草、冬葵子、通草、莱菔子、石见穿。

脑瘤常见视物不清、头疼如裂、颅内压增高。可用中草药如：草决明、木贼草、石见穿、僵蚕、延胡索、虎杖、川楝子、地龙、钩藤、白蒺藜。

乳腺癌未治疗者，可用中草药如：海藻、豨莶草、槐花、老鹳草、山慈菇。平时用蟹壳焙干成粉每日早晚2次，疗程1个月，肿块消减用之有效。

三、应用"中医免疫疗法"治疗情况

统计一：自1988年4月27日开始统计就诊人数，到1988年9月7日，就诊的肺癌患者217人，肝癌143人，食管癌100人，胃癌136人，乳腺癌35人，胰腺癌27人，淋巴肉瘤22人，膀胱癌13人，结肠、直肠癌43人，急性淋巴细胞白血病16人，慢性粒细胞性白血病11人，急性粒细胞性白血病22人，其他215人，共计1000人，3000余人次。其中符合统计要求的322例，近期有效率71.7%。

统计对象：服用中草药30剂以上或连续治疗1个月以上者。

诊断标准和治疗对象：患者均在县、市以上医院拍摄X线片、B超检查、CT检查、病理诊断、骨髓象及化验，确诊为癌瘤者，其中多数为不宜手术、放疗、化疗的晚期患者。

疗效判断标准：具体标准如表2-2所示。

表2-2 癌瘤服用中草药疗效判断标准

疗效分析	疗效判断标准
临床治愈	指临床症状消失和癌瘤症状消失
显效	指临床症状明显缓解，癌瘤缩小1/2以上
好转	指临床症状好转，癌瘤缩小不足1/2
稳定	指患者治疗前后症状无变化，癌瘤无增大
恶化	指患者临床症状加重，癌瘤增大和转移

统计二：门诊号1000—2000，诊断时间1988年9月7日至1988年12月7日，就诊人数1000人，其中符合统计要求的416人，复诊率达50%，近期总有效率73%。

癌症患者833人，其中肺癌189人，胃癌138人，食管癌129人，肝癌85人，白血病63人，鼻咽癌33人，乳腺癌30人，直肠癌22人，卵巢癌20人，结肠癌 18 人，胰腺癌 17 人，脑瘤（恶性）15 人，骨瘤肉瘤（恶性）14 人，其他部位 60 人，其他疾病包括良性瘤 167 人。

统计对象：服用抗癌中草药 30 剂以上或连续治疗 1 个月以上者。

治疗对象及诊断标准：患者在县、市医院检查有 X 线片，B 超、CT 报告单，手术及探查报告单，病理报告单，骨髓象及化验检查报告单，确诊为癌瘤者。

疗效判断标准：同前，见上表。

1989 年典型病例

1. 门诊号 1245，男，时年 60 岁（1989 年，下同），食管癌。服用 35 剂中草药拍片有好转趋势。继服 50 剂药，拍片食管肿瘤缩小，明显好转。

2. 门诊号 1346，男，时年 54 岁，肝癌。服 70 剂药后肝内肿块明显缩小，原 2.7cm × 3.2cm，现直径已小于 2.0cm。肝门部肿块略有增大，但症状均好转。

3. 门诊号 1451，男，时年 43 岁，肝癌。服 80 剂药，肿块明显缩小，症状也减轻，治疗前肝右叶肿物 3.0cm × 4.1cm，治疗后 2.7cm × 1.9cm。

4. 门诊号 1564，男，时年 60 岁，肺癌，纵隔淋巴及骨广泛转移。服 126 剂药，肺部肿块缩小，颈淋巴结肿物缩小，下肢浮肿消失，骨疼痛也减弱缓解。

5. 门诊号 1654，女，时年 8 岁，白血病。初诊时高热不退，合并感染，体温 39℃，有黄疸，服诸药无效，于北京某医院住院。后服中药 1 剂热退，10 剂药后黄疸消退。服药前白细胞 1.1×10^9/L，血红蛋白 10.2g/L，血小板 20×10^9/L；15 剂药后，白细胞 4.3×10^9/L，血红蛋白 11.5g/L，血小板 131×10^9/L，血象基本正常，病情已趋稳定。

四、对“中医免疫疗法”的初步分析

中草药治疗的癌症患者多为生命垂危的晚期患者，70%~80% 是术后转移复发或广泛转移不宜手术，或因放、化疗预后不良者。因此，治疗上难度很大。运用现代医学科学手段取得准确诊断，掌握病因病位病性，发挥中医药多项作用、多项调节的优势，采用“中医免疫疗法”以“扶正祛邪”可取得较好疗效。90% 的患者临床症状均有所减轻，在一定程度上控制了癌细胞增殖发展。对晚期患者减轻了痛苦，延长了寿命。

“中医免疫疗法”的治疗处方针对性强。如治疗鼻咽喉部癌瘤患者，用药较为灵活，可使肿块缩小，鼻咽症状减轻或消失，并防止脑部转移等，有效率达90%。

又如在治疗白血病时，针对白血病的几大特征组方用药，适时采用了凉血活血、补血益气、清热解毒的中药，能使白血病患者不受感染，体温保持正常，防止溃疡出血，白细胞恢复正常，减少早幼细胞，促进血小板、血红蛋白恢复到正常值，有效率高达81%。

用中草药对肺癌、乳腺癌、直肠癌、宫颈癌、卵巢癌、胰腺癌治疗，有效率均在70%以上。这说明运用中草药在增强人体免疫力的同时，通过机体调节，改善临床症状，抑制癌细胞发展。同时也应该看到在疗效上还存在不够满意之处，在如何有效地消灭或抑制癌细胞、缩小病灶、控制和预防肿瘤转移等方面，有待进一步研究、探讨和提高。

“调元气、养太和”与“中医免疫”

“调元气、养太和”是明代抗倭名将戚继光为鹤年堂题的配匾（图2–2），在鹤年堂国家级非物质文化遗产审定过程中，“调元气、养太和”被认定为“鹤年堂中医药养生文化”的核心内涵。

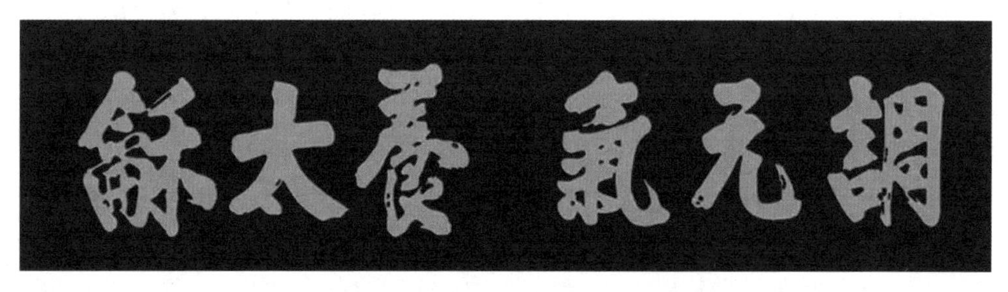

图2–2　戚继光为鹤年堂所题配匾

“调元气、养太和”蕴含着《周易》里的“生生”之性、《黄帝内经》里的“合和”之德、《老子》里的“归根”之道。“调元气、养太和”按时空的依存关系和演化秩序，表达了生命在生生中进化、在合和中传承，再回归元气的生命循环过程。

元气者，人之先天精气也，是人生长、发育、生殖的原动力。太和者，是天地间冲和之气，有万物阴阳相合之意。“调元气、养太和”短短6个字，从微观到宏观，以局部观整体。人属于天地万物，人之生老病死也顺应万物规律，若想获得健康与长寿，必然要顺应规律——平衡经络脏腑阴阳，调和精神气血津液，顺时而生，天人合一。

这句伴随鹤年堂流传数百年的话语，看似简单，实则蕴含大义，包罗万象。乃至今日之医学，亦能从中思得逻辑灵感。

父亲和我主张的“中医免疫”便是“调元气、养太和”的一种表达形式。

溯源“免疫”一词，出自于“免除疫疠”，可以理解为“防治传染病”的意思，当下的“疫情”“疫苗”等都是与其相关的概念，此为狭义的“免疫”。

而西医学所指的“免疫”，则衍生为“免疫力（immunity）”，是在“免疫系统”的作用下，所具有的更迭细胞、抵抗疾病、清除异己之能力。临床应用时，则指获取、增强“免疫细胞”的能力/特异性，达到治疗疾病的目的。西医学的“免疫”，其概念较前有所拓宽，但应用仍有局限。

我们主张的“中医免疫”则更为“广谱”，可应用于几乎所有疾病的治疗。“中医免疫”的本质是“正气存内，邪不可干”；其方法核心为“调元气、养太和”；实现路径是“扶正祛邪”。

“扶正法”不仅仅指补肾、健脾、养血等中医方法，还包括调整心态、饮食营养、亲友关爱、培育兴趣、融入社会等，凡是积极的、有益的，都属于“扶正法”范畴。“祛邪法”也不单指中医清法、下法、汗法等，运动、游玩、释放压力、缓解人际关系、降低期许等，凡是解压的、释怀的，都可归类为“祛邪法”。医学不再是单行道上的独自奔跑，而是运用多种手段的团队接力。明确治疗目的，把握治疗过程，灵活配伍医药、饮食、运动、个人信念、群体关爱、社会认同，如此兼收并蓄、多管齐下，方能强化“免疫”，这便是我创建“中医免疫康复疗法”的基础。

“中医免疫”和“扶正祛邪”包罗万象，却也并非来者不拒。正如“调元气、养太和”所强调的天人合一，顺应人体和疾病的自然规律，改善机体患病时的土壤，清除外邪，顺应四时变化，调动自身机体的修复能力，治疗疾病时保护脏腑的功能，都是正确的治疗康复思维。在不违反原则的情况下，西医学的吸氧、输血、手术、化疗等也可应用；若有悖原则，即便是中医疗法也应规避。若以人体为实验田，盲目治疗，倒行逆施，患者不仅痛苦，还可能加快疾病发展，则非“中医免疫”之所许。

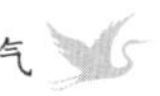

“中医免疫”的度量看似模糊而难把握，我将其应用总结为“八结合”，用以指导“中医免疫康复疗法”的临床实践；又提出“两坚持”，作为疗法的整体主导基础（“两坚持”“八结合”具体见下文《中医免疫康复疗法理论》）。近40年来，我将“中医免疫康复疗法”应用于数以万计的临床之中，收获了大量成功案例，尤其在中医肿瘤领域，在防癌、抑癌、带瘤生存、防转移、防复发等方面均有显著成效！

“中医免疫”是父亲和我在中医理论上的创新，是中医肿瘤临床的探索和归纳，是鹤年堂传承的“调元气、养太和”之拓展和实践！

中医免疫康复疗法理论

中医尝试治疗癌症已有百年历史。现公布于世的施今墨医案中，有多例治疗“噎膈症”（食管癌）的成功案例，同时期的张锡纯亦对此病颇有心得。巧合的是，食管癌也是父亲最初关注并钻研的癌症病种。

1989年，父亲和我开始着手整理病案，将处方、用药、典型病例等进行了归纳统计，最终形成了“中医免疫疗法”。此后，父亲和我以此法为纲纪治疗癌瘤，借鉴现代检查技术确诊癌症后，用中草药为患者进行保护性、免疫性治疗，依靠机体本身力量来抑制癌细胞的生长繁殖。大量的成功案例证明了“中医免疫疗法”是一种治本的疗法，符合机体的生理、病理规律，是在治癌方面新的突破。

2001年，我被确诊为右乳乳腺癌，亲患癌症并接受手术的经历，让我重新审视“中医免疫疗法”。疗法是父亲60余年行医经验的总结，从诊断、用药、组方等方面进行了开拓性的改革，并在诊疗工作中得以验证和完善。

“中医免疫疗法”固然是中医的进步，但仍是单纯以医者的视角，凭借中药内服的方式进行干预。对于复杂变幻的癌症病情、波动不定的患者心理、饮食运动等日常习惯、功能康复等方法，均未有提及和关注，而这些点恰恰是癌症预防、治疗、康复的重点因素。

痛定思痛后，我决定将“中医免疫疗法”逐步完善，关注患者的康复、心理、起居、饮食等，深入挖掘其中的规律，并以此理论指导临床，以临床完善理论，最终构成了一套囊括癌症防治全周期的疗法——“中医免疫康复疗法”。

“中医免疫康复疗法”是将杀死癌细胞、清除病灶、缩小肿块、抑制癌细胞增生/扩散、阻断转移，以及康复治疗保护好细胞、修复被破坏的免疫系统、提升机体免疫功能等，多方面多角度相结合的综合疗法，是明确针对癌症而提出的一种治疗方法，也可以配合手术、放化疗、生物治疗等手段同时进行。“中医免疫康复疗法”以“两坚持”为基础理论，以“八结合”为实际手段，以“五步干预”为全程处理模式，以“三支团队”为主力实施人员。

● 两坚持

坚持大医精诚的仁心，治病不论贵贱，施爱不分贫富——医德
坚持师古不拘泥，参合中西医理，走中国式癌症防治康复之路——医术

● 八结合

❶ 扶正与祛邪相结合
❷ 修复改造癌细胞与提高生存质量相结合
❸ 消除肿瘤与带瘤生存相结合
❹ 癌前病变的防治与癌变治疗后防转移、防复发相结合
❺ 顺势疗法与谨防过度治疗相结合
❻ 抑癌与抗衰老相结合
❼ 医疗与非医疗相结合
❽ 药物与非药物相结合

● 五步干预（全程干预）

预防：包括机体与心理双重预防，从衣食住行改变不良的生活习惯，给予合理膳食和健康运动的指导，针对心理障碍进行疏导，健康知识的科学普及等内容。

保健：包括癌前病变的治疗及亚健康状态的调理，制止炎症、结节的发生发展（如鼻炎、肺结节、甲状腺结节），重视肿瘤标志物异常变化的提前干预（如HPV阳性、PSA升高）。

诊断：应用西医的检查设备和手段来确定癌瘤的大小、部位等，再以中医的望、闻、问、切辨证诊断。

治疗：缩减/控制肿块的发展，缓解肿瘤挤压脏器的痛苦，减轻放、化疗的副作用，晚期重症的支持治疗等。

康复：注重心理康复，加强术后身体功能的恢复，提高机体免疫力，控制癌细胞的转移和肿瘤复发。

● 三支团队

医疗团队：由医师、助理医师、护师组成，为患者提供诊前咨询、采集建立医疗档案、制订实施医疗方案（含远程医疗）、诊后追访答疑等服务。

康复团队：由医师、针灸按摩师、康复师、营养师、心理咨询师组成，为患者提供理疗（针灸、推拿、艾灸等）、康复（仪器康复、运动康复、心理康复）、营养指导等服务。

志愿者团队：由康复者、康复者家属、社会爱心人士组成，为患者提供就诊指导、健康科普、心理疏导、煎药辅导、组织医患交流等服务。

一、中药内服

“中医免疫康复疗法”中，内服中药的部分以“中医免疫疗法”为基础，在此之上逐步开发出药组配伍、清补比例、抗癌引经药、辨病辨证结合等内容。用药选择上则根据中药药理学最新研究，在 54 味抗癌药物基础上引入桑黄灵芝、桦褐孔菌等。

1. 药组配伍

源于施今墨先生惯用、吕景山整理的“施今墨药对”，加入了 54 味抗癌药物及我的自身用药经验，结合经方元素，构成了“药组配伍”原则。临床应用时，“药组”自成一格，可将其视为“一味药”，而其作用又远非一味药物所能达到。如由当归、地黄、芍药、川芎组成的“四物汤”，在血虚证患者中应用，可获得更好的养血效果。

“药组配伍”中的药物常有 2~4 味，其不仅蕴含“施今墨药对”中的一阴一阳、一表一里、一升一降、一浮一沉等原理，还可齐聚“君臣佐使”或依托于“抗癌引经药”，达到有的放矢用药的目的。

“药组配伍”存在的争议是药组的加入导致处方整体过大，药味较多。处方的“大与小”并不是衡量处方优劣的因素，患者服之有效，在保证疗效的基础上经济实惠，就是合格的处方。而癌症疾病复杂，若要面面俱到，保证疗效，大处方并非不可。

国医大师裘沛然曾经有此论述：“在我的长期临床实践中渐渐体会到‘多安药味’的特殊作用，用这种方法取得疗效的为数不少，尤其是对一些疑难杂症用一般常法不能取效的更可以考虑使用，这是我在年少行医时所不知道也没有想到的事。特别是一些疑难病症，往往病机复杂，常有寒热夹杂、虚实兼见、邪恋正衰的情况，看来似乎庞杂的药方可能产生许多复合作用而取效。所以对某些顽固性疾病或疑难危重病症，思路可以广一些，用药可以复杂一些，不一定受某些临床医书对某个疾病都有分类、分型等的限制。"

张锡纯也曾因用药量重而遭人非议，他则直接点破了"重用药量"中的秘密："究嫌药量过重，致有南北分别之设想。不知此案药方之分量若作一次服，以治五岁孺子诚为过重。若分作三次服，则无论南北，凡身体胖壮之孺子皆可服也。"

剂量大通常指的是药味数多或单味药量大，但真正决定"剂量大小"的应是服药量。我惯用药组，如此搭配有短、平、快之特点，对于癌症患者能够以较短的治疗周期达到理想的治疗效果。其次，借鉴张锡纯的给药法，给患者开具的处方超过 12 味以上，但单方价格却不会太贵，因为在临床服用时，都会安排一剂药可煎出 600~1200ml 药汁，一剂药可以服用 2~4 天。这样患者的花费既不会很多，又能将药材的利用率提到最高。

常用药组举例

养血药组（当归、芍药、地黄、川芎，根据患者情况考虑生 / 熟地、赤 / 白芍）

益气药组（党参、黄芪、茯苓）

补肾药组（杜仲、川断、桑寄生、菟丝子）

消积药组（谷芽、麦芽、鸡内金、莱菔子）

安神药组（合欢皮、夜交藤、茯神、石菖蒲）

宽胸药组（全瓜蒌、薤白）

抗癌药组（半枝莲、半边莲）

活血化瘀药组（丹参、红花、三棱、莪术）

清热解毒药组（蒲公英、紫花地丁、夏枯草）

理气止痛药组（川楝子、延胡索）

软坚散结药组（海藻、昆布、浙贝母、山慈菇）

2. 驱邪与扶正

"驱邪与扶正"脱胎于施今墨先生所提出的"清补比例学说"，将处方中的药物大体分为"驱邪"和"扶正"两个阵营，根据患者身体状况，通过调整两部

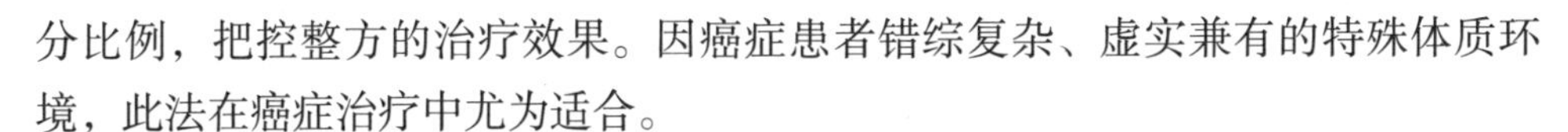

分比例，把控整方的治疗效果。因癌症患者错综复杂、虚实兼有的特殊体质环境，此法在癌症治疗中尤为适合。

“驱邪”包括清热解毒、化痰祛湿、通腹泻下、消积导滞、消肿散结、透表发汗等，基本包含了“中医八法”中的汗、吐、下、清、消法。

“扶正”则包括补气养血、疏肝益肾、健脾和胃、养心安神、滋阴润燥、温阳通络等，基本包含了“中医八法”中的温、和、补法。

根据癌症患者情况，合理安排驱邪扶正比例。一般来说，体质较为健壮、未见明显症状的早期患者，可选择驱邪扶正比例 7∶3、8∶2、9∶1；癌症中早期，患者体质尚可，处于正邪交争之状态时，可以考虑驱邪扶正比例 4∶6、5∶5、6∶4；而对于晚期癌症患者，因体质虚弱，症状合并复杂，故比例多为 1∶9、2∶8、3∶7。临床中，我极少使用“纯驱邪”或“纯扶正”的处方，驱邪和扶正药物相配合，组方灵活，兼顾到位，是癌症治疗中的关键。

此外，中西医结合治疗癌症时，西医学的手术、化疗、放疗、生物治疗也可视为“驱邪”，中医所用方案则多为“扶正”。如手术后患者常有气血两虚的情况，可用中医益气养血，促进伤口愈合；化疗期间患者常出现骨髓抑制，具体表现为白细胞、红细胞或血小板的指标异常，此时可用中医养血、健脾、补肾，达到提升白细胞或血小板，预防出血的目的；放疗期间患者常会出现灼伤、干燥等症状，符合中医火毒伤津、阴虚火旺等证型，可用养阴生津的方法缓解不适；生物治疗的副作用与具体用药有关，常见症状包括呕吐、纳差、乏力、气短、水肿、腹泻、便秘、发热、头痛等，中医可根据实际情况辨证论治，改善症状，减毒增效。

3. 抗癌引经药

引经药自古即有，清代医家尤在泾曾说：“药无引使，则不通病所”，引经药对某些脏腑经络有特殊的亲和作用，因而对这些部位的病变起着主要治疗作用或者能引导它药到达作用部位。常见引经药如桔梗为手太阴肺经的引经药，白芷、石膏为手阳明大肠经的引经药，柴胡、香附是肝胆经的引经药，姜黄能引药上行通达上肢，怀牛膝则性喜下行而通达到下肢等。

抗癌引经药是根据西医疾病而分类，在临床中观察、逐步累积而成的。正所谓：用药如用兵，引经要分清，治则有力度，疗效方显行。

常用引经药举例

紫石英、紫贝齿达头部，可用于脑瘤或脑转移瘤
辛夷花、苍耳子达鼻窍，可用于鼻咽癌
玄参达咽喉，可用于喉病阴虚证
菊花达眼目，可用于眼病肝阳证
葛根达颈背，可用于颈肩病
杜仲、川断达腰部，可用于腰腿骨病
小茴香达腹部，可用于痛经虚寒证
桑枝、桂枝达四肢，多用于四肢屈伸不利
牛膝达下肢，可用于带下病、膝腿关节病
防风、蝉蜕达皮肤，可用于皮肤病
柴胡达肝，可用于肝病
杏仁达肺，可用于肺病
丹参达心，可用于心脏病
白术达脾，可用于脾胃病
菟丝子达肾，可用于肾病

4. 辨病辨证结合，处方参考 / 互验现代检查

辨病辨证结合是施今墨先生首创的既应用中医辨证论治理论，又根据患者所患疾病综合考虑的诊病方法。

将此法用于癌症治疗时，不仅仅“辨病辨证”，还要综合考虑，结合患者的现代医学检查。如对于消化系统癌症，若患者凝血功能下降、血小板降低，则有消化道出血的可能，故在用药时要谨慎使用活血药物。又如化疗后的患者可能出现白细胞下降，在处方时便应加入具有“增白”效果的中药或者养血药组。

值得一提的是，不仅仅现代检查被用于制定方案，“指标”也被作为衡量中医治疗效果的客观依据。如肺结节患者陈某，在经中药治疗后，其右肺上叶 2.0cm × 2.2cm 的结节消失，另一结节缩小；前列腺癌患者仵某，经中药治疗 1 个多月，PSA 从 11ng/ml 下降到 3.6ng/ml（正常范围 0~4ng/ml），进而免于手术；HPV18 阳性患者孙某，在内服中药、外用熏洗 3 个多月后，HPV18 转阴。

二、中药外治

中药外治法是中药应用的延续，为不同阶段的癌症患者提供了多种途径给药的可能，对于某些特殊情况导致无法服药的患者，中药外治法也是行之有效、值得依赖的方案。

1. 外用熏洗

此法多用于妇科疾病、会阴疾病、肛肠疾病和皮肤疾病。通常根据患者情况，选用透风止痒、消肿止痛或清热解毒的药物。使用时将草药放入水中加热，武火煮沸，文火煎煮后，趁热用药汁热气进行熏蒸，或微凉后进行局部擦洗。如妇科炎症熏洗方：白鲜皮、苦参、蒲公英、地肤子。

2. 透皮给药

透皮给药包括膏药、软膏剂、药敷法等。

“鹤年灵消贴”为透皮给药的代表。对于癌肿较大、压迫脏器或癌痛难忍的患者，多采用内服汤药、外用鹤年灵消贴的方法来治疗。鹤年灵消贴是在父亲提出的抗癌药对基础上，选取适宜药物合理搭配，经长期临床试验，最终确定组成，并经由北京六百年老字号鹤年堂秘制工艺加工而成，具有显著的消散结节、缩减肿块、减轻疼痛的效果。临床上可用于乳腺结节、甲状腺结节、子宫肌瘤、肺结节、肝囊肿、胆结石、皮下脂肪瘤等多种“实体增生病灶”，亦用于癌症肿块、疼痛的辅助治疗和康复。

三、中医肿瘤康复（非药物疗法）

中医肿瘤康复理疗是肿瘤康复领域的破冰者，兼顾传统手法、结合现代康复仪器，针对不同癌症特点，直接或辅助治疗癌症、缓解癌肿压迫带来的不适、促进术后体能及功能康复、降低放射 / 化学 / 靶向等治疗的副作用、调整患者饮食睡眠二便，达到防癌症转移 / 复发、提高生活质量、延长寿命的目的。

中医肿瘤康复常用的非药物疗法包括艾灸、针刺、推拿点穴、刮痧、拔罐、压耳穴、电经络理疗等。

以艾灸举例，灸法繁多，大部分适用于寒湿、气滞血瘀、经络堵塞、血虚等引起的病症。对于内、外、妇、儿各科的急、慢性疾病，不论寒热、虚实、表里、阴阳都有艾灸疗法的适应证。艾灸的总原则是阴、里、虚、寒证多灸；阳、表、实、热证少灸。但也有些实热证、急性病，如疔痈疮毒、虚脱、厥逆等，可选用灸法。肿瘤属慢性疾病，经过手术、放疗、化疗后，患者或阳气衰弱，或久病致瘀，或麻木萎软，或水肿困体，或疮疡不能收口，此皆灸法功效范围。

癌症常用艾灸取穴举例

- 手术后虚弱的患者，可选神阙穴、关元穴、足三里等
- 肝硬化腹水的患者，可选气海穴、水分穴、足三里等
- 食欲差、反胃、腹胀的患者，可选胃俞穴、中脘穴、足三里等
- 贫血患者，可选脾俞穴、关元穴、足三里等
- 癌痛，远端取穴，可选癌肿相关经络的郄穴

癌症患者艾灸注意事项

1. 肿块部位禁灸。
2. 放、化疗后阴虚者（如出现口舌干燥、皮肤干裂、手红热等）慎灸。
3. 已出现淋巴转移、骨转移患者慎灸。

又如针法，是通过特定的手法进行针刺，起到通经脉、调气血、使阴阳归于相对平衡、脏腑功能趋于调和的效果，进而达到防病治病的目的。如今，针法的发展可谓百花齐放，形成了各类较为成熟的理论和实际操作方法。经过数年的研究和临床实践，我更为推崇腹针。腹针具有远端取穴、整体调节、扶正祛邪、平衡阴阳、规避刺激肿块等特点，尤其适合肿瘤患者。

癌症常用腹针取穴举例

症状一：血细胞低
处方：中脘、下脘、气海、关元。
思路：治心肺、调脾胃，补先天之肾、后天之脾，使升降有序、生化有源。

症状二：消化不良
处方：中脘、下脘、左滑肉门、右滑肉门、右外陵、左外陵、气海、关元。
思路：健脾胃，强中焦，调肝肾，助消化，开四关，通胃肠。
附注：此方可用于提升血细胞。

症状三：呃逆
处方：中脘、下脘、下脘下、水分、气海、关元。
思路：调畅胃腑气机，解除膈肌痉挛。

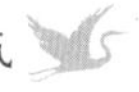

症状四：便秘

处方：中脘、下脘、水分、右天枢、右上风湿点、左天枢、左下风湿点、气海、关元。

思路：升清降浊，消积利水，疏肝气、降肺气，通食管、胃、胰、胆、肠腑。

附注：此方可用于治疗消化不良、呃逆、嗳气。

症状五：失眠

虚证

处方：中脘、下脘、气海、关元、左滑肉门、左上风湿点、右滑肉门、右上风湿点。

思路：补益气血，交通心肾，消除心脑紧张。

实证

处方：中脘、下脘、左滑肉门、左上风湿点、右滑肉门、右上风湿点、右外陵、左外陵、气海、关元。

思路：清心安神，消食安胃，健脾疏肝，交通心肾，引精气归丹田，抑制心脑兴奋。

症状六：毒素蓄积

处方：中脘、下脘、水分、右梁门、右上风湿点、右大横、左大横、气海、关元、中极。

思路：补肝肾强基固本，调脾胃加强运化，疏肝利胆解肝毒，通淋利水解肾毒，理气通便清肠毒。

附注：此方可用于改善消化、小便、大便等方面症状。

同时，患者家属承受的压力、付出和痛苦不亚于癌症患者本人，也应引起社会的重视，需要医生的关注和社会、家庭的关爱。中医理疗对于此部分亚健康人群，可起到良好的治疗或缓解效果。

四、心理疗法

中医自古便认识到心理与身体会彼此影响。

“肝病者，两胁下痛引少腹，令人善怒。”——身体疾病会影响心理

“顾私己者，心肝病少；顾大体者，心肝病多。不及情者，脾肺病少；善钟情者，脾肺病多。任浮沉者，肝肾病少；矜志节者，肝肾病多。”——情绪性格会左右身体健康

网络上流传着一种说法，通常可将人的性格归纳为以下几大类。

A 型性格者就是我们所说的工作狂，特点是争强好胜，脾气急躁，这一类型人容易患高血压、心脏病等疾病。

B 型性格者则是在人群中容易快乐与高兴，特点是知足随和、适应力强，属于长寿性格，易安于现状，享受安逸。

C 型性格者则被称为“癌症性格”，特点是不善于宣泄和发泄情绪，容易受到情绪的困扰，这类性格的人会将不良的情绪藏在内心，导致过度压抑。

虽然这种性格分类法有其局限性，但据临床观察：90% 以上的肿瘤都或多或少与情绪有关。心理疗法即在癌症的治疗康复过程中，运用语言沟通、引导，或行为温暖、刺激，或借助某些物品满足、调动患者情绪，使其配合治疗，心存希望，进而获得良好的治疗效果。

从医多年，我一直注重观察患者心理，常可以捕捉到患者情绪上微小的变化，进而及时给予纠正或引导。青年医生、患者家属应逐渐积累经验，可以通过训练话术、学习心理学、多读书等方式扩充综合知识，提高沟通能力。

心理干预贯穿癌症治疗、康复始终，在每个阶段均有着不同的侧重点和重心，其中或许存在着些许技巧，但更多的是人文、心理关怀等“心与心”之间的传递。

此外，在心理疗法的使用上，除去自身的能力外，倡导患者之间多沟通，彼此交流患病、治疗经验，在群体中学习成长，保持积极乐观的心态，调动患者的主观意识，让患者、患者家属加入整个医疗过程中，服务他人，帮助自己。此即我在医院候诊区提倡并落实的“志愿者服务”和“群体抗癌模式”。

除以上所论述的治疗干预方法外，“中医免疫康复疗法”还包括全程康复、带瘤生存、家庭康复、饮食疗法、运动疗法等内容，后文将逐一进行论述。

君子不器

中医免疫康复疗法的诊断

望诊与网诊

2020年受新型冠状病毒肺炎（简称“新冠肺炎”）疫情影响，外地患者进京就医常受限制，为了给外地患者及重病卧床患者解决就医难题，鹤年堂中医医院张大宁传承工作室开展了线上视频网诊的远程医疗服务。说起视频网诊，很多朋友会有这种疑问：视频网诊时，无法切脉，可以正确诊断吗？

《丹溪心法》云：“欲知其内者，当以观乎外；诊于外者，斯以知其内。盖有诸内者形诸外。”

中医认为人体是一个有机的整体，局部的病变可以影响全身；内脏的病变，也可以从面部五官、四肢、体表等方面反映出来。所以，中医运用四诊（望、闻、问、切）来辨证，了解疾病的病因、病机，从而为论治提供证据。四诊各有特色，不能互相取代，临床运用时需要将它们有机地结合起来，即所谓的“四诊合参”。

首先要明确知道，视频网诊以望诊为主，闻诊（听声音）、问诊为辅助。同时，现代医学检查也是诊断中重要的参考（尤其是肿瘤疾病）。而望诊，不仅是视频网诊诊断中重要的依据，也是中医面诊诊断中最重要的部分。《难经》中记载：“望而知之谓之神；闻而知之谓之圣；问而知之谓之工；切脉而知之谓之巧。……望而知之者，望见其五色，以知其病；闻而知之者，闻其五音，以别其病；问而知之者，问其所欲五味，以知其病所起所在也。切脉而知之者，诊其寸口，视其虚实，以知其病，病在何脏腑也。”

中医视频网诊时，望诊主要包括望神（得神、失神、假神等）、望面（颜色、皱纹、润燥等）、望舌（舌质、舌苔、舌形、舌下静脉等）、望五官（目、耳、鼻、口唇等）、望皮肤（肤色、皮肤润燥、水肿与否等）、望形态（表情、形体动作等）。

之所以“望而知之谓之神”，是因为视觉是认识客观事物中最重要的方式。而医生经过专业的训练和长期的经验积累，可以获得辨别不同体质人群的神、色、形、态的能力。在被称为“哑科”的中医儿科里，“凡症俱有颜色可望，苗窍可审”。审苗窍（望诊）早就是每个杏林高手必须掌握的绝学。所以只要医患可以视频见面，就不用担心“看不准”的问题！

视频网诊注意事项

- 提前将检查报告单、出院小结、手术记录、病理报告等纸质资料完整拍照发给医生。
- 提前调试网络，做好视频准备。
- 就诊当天，不要化妆，不食用含色素的食物或饮料，以免影响望诊。
- 如网络卡顿所致图像模糊，可以将舌象、面部、双手拍照后发原图，作为补充。

脉诊在癌症治疗中的应用

随着中医千百年来的传承，“号脉”逐步成了中医的标志和代名词。《伤寒杂病论》云：“病变百端，本原别之。欲知病源，当凭脉变。”脉诊在中医诊疗过程中意义重大，是每个中医不可不学、不可不练、不可不临床体验的一门功法。虽然脉诊的学习有“只可意会，不可言传”“心中了了，指下难明”之说，但仍有诸多的规律和流派流传于世。

那么，在癌症治疗领域，脉诊又发挥着什么作用呢？

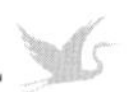

一、贵在察神

无论何种脉法，几乎都是要分部分候的，通过对应不同脏腑经络的部位了解疾病的发展转归。在分部取脉之前，整体感受更为重要。明代医家张景岳曾感言："善为脉者，贵在察神，不在察形。察形者，形千形万，不得其要；察神者，惟一惟精，独见其真。"说的就是整体取脉的意义。脉诊要细细体会，整体感受才能见其神，知其病，临床上可看清病势，进而治疗的大方向就不会错。尤其是癌症患者，察脉之"神"，尤胜于察脉之"形"。

越来越多的医家认为癌症是一种全身性疾病。一方面是免疫系统出现了问题，癌细胞得以滋生；另一方面癌细胞具有的复制、变异、转移等特性，随时会使癌症的"战火"烧遍全身。而中医的整体观念应用于全身性疾病的治疗则恰如其分。在为癌症患者号脉时，首先要感受患者的"神"，它包括了患者的基础体质、精神状况、受到的不良影响、疾病的病位和发展预后等信息，一搭脉就如同连上了数据线，这些"看不见、摸不到"的灵感信息就会灌进头脑，从而对患者的情况有更深的把握和认识。

张锡纯曾说："一身之中，无论何处气虚，脉之三部皆现弱象。"说的便是这个道理。

二、双手同取

以双手同时号脉，先整体感受，再比较上、中、下焦之变化，进而确定主攻方向（图 2-3）。

这样取脉的好处，一是可以同时对比双手的寸、关、尺三部；二是双手取脉，患者须正坐，可以同时观察患者左右半身的状态（对称性、温度等）；三是可兼施手诊，可谓是一举三得。虽然教科书上将脉象分为 28 种，临床上实操时则应先感受纲领脉，再深入摸索或结合其他诊断得出最终结论。现代医家俞云教授曾指

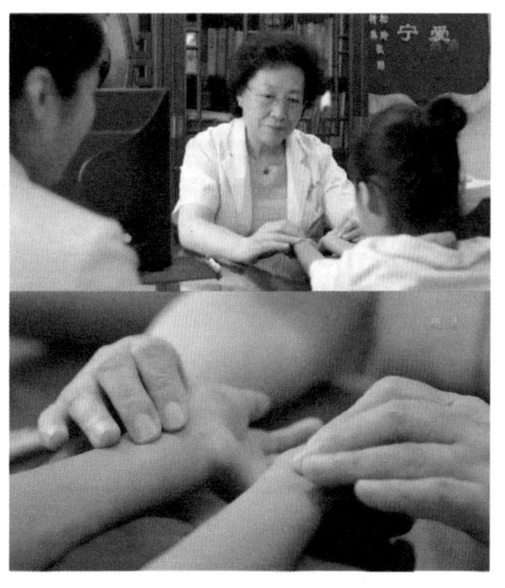

图 2-3　双手取脉

出：良性肿瘤的脉象比较清晰、光滑，类似孕妇的脉息。而晚期恶性肿瘤的脉象则像河流冲击暗礁时激起的回流，既有漩涡，又有浪花，像一粒滚珠，手指按之颇有“异峰突起”的特殊感觉。

早期患者脉象多种多样，与患者体质、原发病有关。而晚期患者多数是“无根之脉”，或濡脉，或涩脉，或结、代脉。这与患者体内瘀血、痰湿、气血亏虚相关。如若晚期患者见洪、浮、数、实等“逆脉”，都是脉证不符，多有危象。

三、四诊合参

中医四诊：望、闻、问、切。四诊之重要性是相同的，有机地结合、灵活地运用才能在诊断过程中如有神助。

虽然癌症往往让人感觉凶险，但其实只要治疗得法，大多数癌症是可以控制或带瘤生存的。做好一个长期抗癌的打算，就需要在漫长的治疗、调养过程中时刻保持对全局的把控，一方面是对癌症本病的控制，另一方面，随着患者年龄的增长、病程的延长，对其可能发生的肝肾功能疾病、心脑血管问题等均要有前瞻性的觉察能力。

要做到“知未病、判预后”就要四诊合参，观察收集更多的信息。如某胃癌患者，保守治疗已近 7 年，众人皆知其病位在胃，患者也深明养胃之道。某次复诊，我双手一搭便言道：“今后你得注意脑血管疾病。”果不其然，患者后因脑出血而逝。学生问其中原因，我说：“患者双手寸脉弦数且有促脉之征，是上焦有热、心脑血管疾病的体现；双手脉弦，可见其血管壁的压力较大，尤其要注意脑血管的风险；最后患者眉宇间隐有红色，说明其头部气血过盛，故出此判断。”虽是一气呵成地说出疾病症结，但并非是仅靠脉诊而得。故患者朋友们在看中医时，切不要以为“一脉得天下”，就诊时做“甩手掌柜”，如此只会徒增医师确诊的难度（甚至造成误诊），使医患之间产生隔阂。

双手取脉有对比，
三部总看观整体，
四诊合参医功奉，
知犯何逆脉证明。

 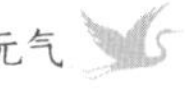

再论“辨证”与“辨病”

经常有患者在看中医时强调某种疾病的存在，如肾炎、巧克力囊肿、胸水等。这种强调并非不可以，但中医首讲“辨证论治”，即采用望、闻、问、切等手段，收集患者的症状表现，分析病变的部位、原因、性质以及邪正关系，确定证型，凭证施治。

这也是中医存在“异病同治”和“同病异治”的原因——证型相同的不同疾病，可以使用相同的处方原则；同一疾病的不同证型，治疗方路上各不相同。如肝郁气滞证的乳腺增生和抑郁症，所用的中药处方可能大体相似；而单论乳腺增生病，肝郁气滞证与冲任失调、痰瘀凝结等证型的治法可能差别颇大。

所以，传统中医问诊时，“哪里不舒服”很重要。但这并不意味着，“所患何种疾病”不值一提。

施今墨先生认为：疾病名称多为西医病名，中医也应了解，“辨证”的同时也应“辨病”。他创立“辨证与辨病”结合理论，其核心意在总结规律，形成治疗西医各类疾病的既定专方，临床使用时再灵活调整。其子施小墨认为施今墨先生所创立的方法大致可分为 3 个阶段。

第一，以西医疾病分类学为纲，统一中西病名。

第二，用中医辨证方法，结合西医诊断和病理，总结西医疾病的规律。

第三，在反复实践过程中，逐步总结出治疗西医各种疾病的专方。

首先，应避免“我觉得是什么病”这类思维，尤其是心脏病、胃炎等疾病。西医诊断是需要确切依据的，如影像学检查、血液检查、病理检查等。对于如感冒、腹泻等常见病，可以依据症状进行判断并治疗，但若投药无果，仍需进行更深入的检查。如西医对感冒的诊断需根据：临床表现（鼻塞流涕、喷嚏、咽痒或痛、咳嗽、恶寒发热、无汗或少汗、头痛、肢体酸痛、疲乏无力等）；发病季节（四时皆有、冬春常见）；病程较短（3~7 日，普通感冒通常不传变）；血液检查（白细胞总数正常或减低、中性粒细胞减低、淋巴细胞相对增多）等。

其次，中医对于危病、重病、急病，不可拘泥于以前的诊断。如癌症患者确诊后，常常会出现疾病的发展、转移或其他变化，这种变化甚至是每时每刻都在发生的，所以过于久远的诊断只能作为参考。对于某些慢性病、传染性疾病、免疫缺陷问题、精神神志问题等，需要开诚布公地告知医生。如病毒性肝炎的患者，中医处方时可能要考虑护肝、柔肝；针灸时更要注意操作的安全防护。

有了疾病的现代医学诊断和患者的既往病史后，中医可以选择更加准确的治疗方案，并规避可能出现的风险。

自古便有针对某种疾病的专方，如“普济消毒饮治疗大头瘟”“阳和汤治阴疽”“茵陈蒿汤治阳黄（黄疸）”。这些处方并不是一成不变的，根据患者的证型、个体情况、既往病史等需进行个体化调整。如施今墨传人、北京协和医学院教授祝谌予先生所创“过敏煎”，由防风、银柴胡、乌梅、五味子各 10g 组成，可用于各种过敏病症（凡过敏试验阳性者）。但对于不同疾病、不同人群，祝老也会进行相应调整。

过敏性荨麻疹属于风寒者，加桂枝、麻黄、升麻、荆芥；风热者加菊花、蝉蜕、银花、薄荷；血热者加丹皮、紫草、白茅根；热毒内盛者加连翘、银花、甘草、蒲公英、紫花地丁、板蓝根。

过敏性哮喘，常加莱菔子、白芥子、苏子、葶苈子、杏仁。

过敏性紫癜，常加藕节炭、血余炭、荆芥炭、茜草根、旱莲草、仙鹤草。

过敏性鼻炎，常加白芷、菖蒲、辛夷、菊花、细辛、生地、苍耳子、葛根；冷空气过敏症，常加桂枝、白芍、生姜等。

我们曾针对癌症的不同分类，总结出对应的“既定处方”，将此类处方制作成中成药或膏方，对于典型患者、平稳期癌症患者、术后防转移、防复发患者来说，更为有效、方便、易接受。“康宁冲剂”便是其中的典型代表，在癌症治疗临床中收获了大量成功案例。

“辨病”是应当熟练掌握的新技能，其重要程度不亚于“辨证”。

2021 年初，我通过视频接诊了一位重症肺癌患者，该患者曾有大量胸腔积液，经医院进行了抽水处理。但在视频时了解到，患者现仍无法平卧及右侧卧，仅能以左侧卧位勉强入睡，由此推断患者左侧胸腔尚有积液，结合患者肺癌病史，考虑为渗出性胸腔积液。此时用药须综合考虑胸膜是否浸润、心脏承受的压力、呼吸受到的影响等问题，合理用药，宽胸理气的同时利水消肿。

又如平素接诊乳腺结节的患者，通常会考虑是否有甲状腺结节、子宫肌瘤等病症的存在。根据临床统计，近半数以上乳腺结节患者同时患有甲状腺结节、子宫肌瘤或三者兼有，而三者的治疗方案非常相似，这正应了中医异病同治的理论。

中医也看检查单

常有人提出“中医为什么要看检查单，号脉不就可以了？”这样的疑问，在他们看来，中医师 3 个指头往手腕上一放，身体的不适、疾病的来龙去脉就了然于胸了，然后一边口中说着“阴虚火旺”之类的证型，一边奋笔疾书地写出处方。取药后，泡药、煎药，然后药到病除、覆杯而愈。

这个画面非常理想，常会出现在影视作品中仙风道骨的老中医身上，但现实中的临床医疗大多不会如此顺利。其中要注意的是以下两点：一是切诊为中医四诊之一，不是唯一诊断手段；二是现代中医应该掌握西医的基本知识，关注身体的指标检查，尤其在中医肿瘤领域。

首先，切诊的确为学习中医的难点之一，许多名家对于切诊都颇为重视，并能达到“一脉定乾坤”的境界，《伤寒论》中也多次提及“观其脉证，知犯何逆，随证治之”。

然中医传统四诊讲究“望、闻、问、切”，如此排序并不是为了押韵，而是依疾病诊断中四诊发挥之作用和借鉴程度所列。《难经・六十一难》曰：“望而知之谓之神；闻而知之谓之圣；问而知之谓之工；切脉而知之谓之巧”，后世将“神圣工巧”发展为形容各项技术等级排序的成语。由此可见，古人并未将“切诊”神化，在辨证过程中，独取切诊的医生可形容其为“取巧的医生”。

其实，“神圣工巧”也只是单独论述四诊的重要性，在实际临床中讲究的是四诊合参。望诊，望神、望五官、望四肢、望动作、望形态，所得信息极多，是对患者的一个整体判断，是定“证”的重要手段；闻诊，闻声音、闻气味，是由小见大、见叶知秋的细节把控，用来辅佐辨证；问诊，根据医者已掌握的情况，再有的放矢地询问，确定证型；切诊，即切脉、号脉、把脉，通过接触肌肤，感受脉形的浮沉、迟数、虚实、长短等变化，用来进一步确诊，或与已定证型相互验证。

其次，随着时代的发展，切诊也是不断地改进变化的。《黄帝内经》时期的脉诊为三部九侯取脉法，其法取脉位置多，得到的信息更多，学习、传承难度也更大；后来扁鹊提出“独取寸口”的说法，受到诸医家认同；又《难经》中“十二经皆有动脉，独取寸口，以决五脏六腑生死吉凶”，为独取寸口提供了理论依据；晋朝王叔和在总结古代脉法的基础上，确定了“寸、关、尺”的概念，并成书《脉经》，三指切脉于寸口（手腕处桡骨茎突内侧桡动脉）或因方便，或因易学，或因尽量少的身体接触，或因轻搭手腕诊病更为优雅，总之“独取寸口法”已广泛流传于世。如今中医教材《中医诊断学》的切诊章节中，除了传统的寸口切诊外，也融入了按诊的内容，在临床中丰富了医者的诊断方法，提高了诊断准确性。

“证脉相符”是临床诊断时比较理想的一个状态，说明医生的判断可靠，患者的病情明了，用药也自然不在话下；但临床中常常会出现“证脉不符”的情况，越是复杂的病症，越是病危的病患，越容易出现医生判断之“证”与医生手下之“脉”不兼容，这时就需要抽丝剥茧再做判断。

一、无法单靠四诊做出明确诊断时，中医该何去何从

或许有人强调要遵循传统，而一线临床医生们更在意的是解决患者的疾病，当四诊不足以支撑起疾病诊断时，现代仪器诊断也逐渐成为中医们新的参考。

二、检查单上的身体指标对于中医诊断是否有用

查看检查单，关注身体指标，并不意味着仅靠西医指标诊断。在中医四诊的基础上，再结合患者的体征指标，方会事半功倍，彰显医者仁心的价值。

如怀孕的妇女突然下体出血，是选择保胎，还是下胎？这时如果通过超声看到孕囊没在宫腔而在输卵管，就可以选择下胎而不是保胎。如果在宫腔，位置也好，只是孕酮稍低，孕妇整体状态也不错，积极保胎就很必要了。

又如在癌症患者中，体内肿瘤的大小、形态、恶性程度，靠中医四诊很难做出明确判断，若还是坚定地以传统方法来诊断治疗，极可能会延误病情。而如果通过西医的 CT、B 超、查血、病理检查等方法获得肿瘤的具体情况和机体的指标数据，再施以针对此类肿瘤的中医治疗，控制肿瘤、防止肿瘤转移、保护机体的汤药，效果会更好，治疗意义更长远。

京城四大名医施今墨先生早在 19 世纪 30 年代就提出“西医辨病与中医辨证相结合”“借用西医之生理、病理以相互佐证”等主张。施老极为精通中医四诊（尤其脉诊），但仍推崇应用现代科学仪器明确诊断。他曾说：“如治疗急性肾炎，退热、消水肿对于中医来说并非难事，但这些症状消除并不能认为是痊愈，如用仪器检查，明确尿蛋白及尿中血细胞是否消失，若未消失，即可开方消除尿蛋

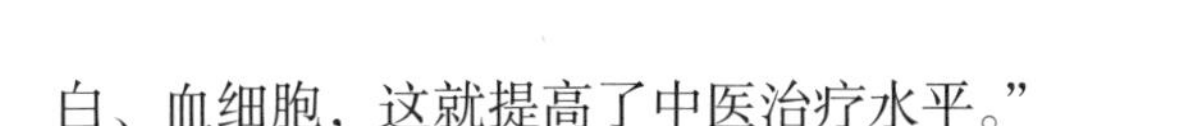

白、血细胞，这就提高了中医治疗水平。”

三、看懂检查单是现代中医的必备技能

经过中医院校学习、训练并通过了医师资格考试的医生，无论中医、西医，都系统学习过生理学、病理学、解剖学、西医内科学、西医诊断学等内容，对于医院的常规检查，均有一定了解。中医不仅能读懂检查单，还应当见微知著，能从检查单中查出疾病的蛛丝马迹，进而指导临床；在治疗告一段落后，也能从前后检查结果的对比看出治疗的效果。带着检查报告去看中医，有时会起到重要的辅助效果，可以很好地给医生以参考。尤其是癌症患者，更应该在就诊时带着近期检查报告、既往出入院病历、重大手术经过或病理诊断等检查结果。

为了让医生能更全面、更快速地了解患者，制定最合理的医疗方案，携带着既往病历和检查单，或者重新做一些必要的检查，都是事半功倍的办法！

读懂肿瘤标志物

肿瘤标志物是癌症相关的重要指标，也是五花八门的体检套餐中被大肆宣传的“卖点”。肿瘤标志物究竟为何物？其细分出的各项指标有何意义？

一、什么是肿瘤标志物

肿瘤标志物（tumor markers，TMs）是指在恶性肿瘤的发生和增殖过程中，由肿瘤细胞直接产生或是由机体对肿瘤反应而异常产生或升高的一类物质。

肿瘤标志物包括蛋白质、激素、酶（同工酶）及癌基因产物等，存在于患者的血液、体液、细胞或组织中，对其进行定量、定性测定，可为判断是否存在肿瘤、肿瘤的类型、肿瘤的发展阶段、疗效及预后评估、肿瘤复发和转移的监测等提供实验依据。

二、肿瘤标志物对应的癌症

与肿瘤相关的标志物很多，有明确临床意义的有近百种。根据肿瘤标志物本身的化学特性，可分为以下 7 类（图 2–4）。

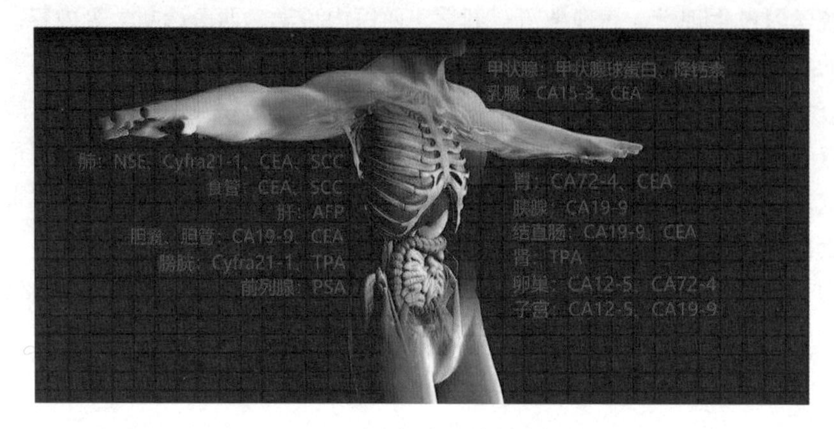

图 2–4　肿瘤标志物对应的癌症

1. 胚胎抗原类肿瘤标志物

在人的发育过程中，许多蛋白质仅仅在胚胎期分泌，出生后这些蛋白就停止产生。当肿瘤发生时，又重新合成和分泌胚胎期所特有的蛋白质，因此被称为胚胎抗原类肿瘤标志物。

甲胎蛋白（AFP）——肝癌、精原细胞癌

胚胎抗原（CEA）——肠癌、胃癌、胰腺癌、肺癌、乳腺癌、卵巢癌、子宫癌

2. 糖原类肿瘤标志物

当正常细胞转化为恶性细胞时，细胞表面的糖蛋白发生变异，形成一种与正常细胞不同的特殊抗原，可以用单克隆技术检测这些抗原。这些存在于肿瘤细胞表面的抗原物质称为糖类抗原（CA）。

CA12–5——卵巢癌

CA15–3——乳腺癌、卵巢癌

CA19–9——胰腺癌、肝癌、胆囊癌、胃肠道癌

CA72–4——胃肠道癌、胰腺癌、卵巢癌

3. 激素类肿瘤标志物

当具有分泌激素功能的细胞发生癌变时，就会导致所分泌的激素量发生异常，或正常情况下不能生成激素的细胞，转化为肿瘤细胞后所产生的激素，或能分泌激素的细胞癌变后，分泌出其他内分泌细胞所产生的激素。

降钙素（CT）——甲状腺样瘤

人绒毛膜促性腺激素（hCG）——胚胎性癌、绒毛膜癌、非精原细胞癌

4. 受体类肿瘤标志物

受体是细胞膜上或细胞内能识别生物活性分子并与之结合的成分，能把识别和接收的信号正确无误地放大并传递到细胞内部，进而引起生物学效应。

雌激素受体（ER）和孕酮受体（PR）——乳腺癌

表皮生长因子（EGFR）——结直肠癌、非小细胞肺癌、头颈部肿瘤、乳腺癌

5. 蛋白质类肿瘤标志物

正常组织在肿瘤细胞快速分化、增殖时出现异常变化的蛋白质，此类是最早发现的肿瘤标志物，种类繁多，特异性稍差。

β2-微球蛋白（β2-MG）——淋巴瘤、白血病、多发性骨髓瘤

铁蛋白（SF）——肝癌、肺癌、白血病、淋巴瘤、乳腺癌、结肠癌、前列腺癌

甲状腺球蛋白——甲状腺癌

细胞角蛋白19片段（Cyfra21-1）——肺癌、膀胱癌、前列腺癌、卵巢癌、大肠癌、胰腺癌

组织多肽抗原（TPA）——膀胱癌、乳腺癌、卵巢癌、消化道肿瘤

鳞状细胞癌抗原（SCC）——宫颈癌、肺癌、头颈部癌、鼻咽癌

核基质蛋白-22（NMP-22）——膀胱癌

6. 酶类肿瘤标志物

肿瘤状态时，机体的酶活力会发生较大变化或产生某些特异性酶。酶类肿瘤标志物存在广泛，敏感性高，特异性较低，主要用于肿瘤治疗和预后监测。

碱性磷酸酶（ALP）——肝癌、骨癌、白血病、肉瘤

乳酸脱氢酶（LDH）——肝癌、淋巴瘤、白血病、卵巢癌

神经元特异性烯醇化酶（NSE）——小细胞肺癌、神经母细胞瘤、类癌、黑色素瘤、胰腺癌

前列腺特异抗原（PSA）——前列腺癌

前列腺酸性磷酸酶（PAP）——前列腺癌

α-L- 岩藻糖苷酶（AFU）——原发性肝癌

7. 基因类肿瘤标志物

由于各种致癌因素通过不同的方式引起DNA 损害，从而激活原癌基因和（或）灭活肿瘤抑制基因，引起表达水平的异常，使靶细胞发生转化。

Ras 癌基因——胰腺癌、肺癌、大肠癌、卵巢癌、甲状腺癌、肝癌、精原细胞癌、肾癌

Her-2/neu（erbB-2）癌基因——乳腺癌、胃癌、卵巢癌

Rb 抑癌基因——家族性视网膜母细胞瘤、骨肉瘤、膀胱癌、乳腺癌、肺癌

P53 抑癌基因——家族性 Li-Fraumeni 综合征、结肠癌、膀胱癌、胃癌、乳腺癌、肺癌等

需要注意：以上指标与相关肿瘤并非完全对应，只能说某种指标的升高提示可能有某种癌症的存在。它们并非完全特异，彼此之间有交叉，具体意义要结合临床分析。

同理，癌症患者的肿瘤标志物降低或恢复正常，不能代表癌症痊愈；治疗过程中出现的肿瘤标志物升高，也不一定便是耐药或复发。

三、肿瘤标志物升高怎么办

肿瘤标志物升高不要恐慌，可先考虑复查或依照相应风险因素进一步排查。除癌症外，还存在许多因素会使肿瘤标志物升高，如吸烟、饮酒、饮食不当、睡眠不足、经期、良性炎症或其他良性疾病等。

CEA 升高：吸烟、溃疡性结肠炎、胰腺炎、结肠息肉、活动性肝病可能会使 CEA 升高。

CA19-9 升高：某些良性疾病，如急性胰腺炎、胆道结石、胆管炎、肝脏非癌性疾病等也可能使 CA19-9 轻度升高。

AFP 升高：肝炎、肝硬化、妊娠可能会出现 AFP 升高。

CA12-5 升高：可见于盆腔炎、子宫内膜异位症、良性的卵巢肿瘤、急性胰腺炎、腹膜炎或健康女性经期等情况。

PSA 升高：前列腺肥大或增生可能会导致 PSA 轻度升高。

四、如何确诊癌症

由于大多数肿瘤标志物并非恶性肿瘤的绝对特异性产物，肿瘤标志物的检测也存在假阳性可能。故要确诊癌症，需要通过肿瘤标志物、X 线、CT、B 超以及病理诊断（病理诊断被称为癌症诊断的“金标准”）等综合手段，才能得出定论。

五、健康人是否有必要查肿瘤标志物

虽然肿瘤标志物无法准确判断癌症的存在，但仍对肿瘤的确诊、预防、分类、分期、预后判断、康复具有指导意义。故建议高危人群可有的放矢地进行定期筛查。

六、中医眼中的肿瘤标志物

肿瘤标志物也是中医治疗癌症时非常关注的指标，尤其对于癌症高危人群、癌前病变患者或未确诊的早期患者，可根据肿瘤标志物及个体情况进行“治未病”式的提前干预。

但在中医独特的整体观念和辨证论治思路下，临床中并非完全依靠肿瘤标志物进行论治和处方配伍，而是应兼顾数据的普遍性及四诊下的个体性，考虑周全、灵活运用，进而达到融会贯通、西为中用的境界。

常见癌症的早期筛查

经常听某些患者说是经过体检查出了癌症，而且多半都是晚期，为什么之前每年做的体检没能发现问题呢？原因在于我们平时做的体检大都是没有重点方向的，对于大病，尤其是癌症的排查很难做到有的放矢。对于有癌症家族史或者有癌前病变的高危人群，了解并执行癌症的早期筛查很有必要。

一、乳腺癌

40~44 岁的女性	可自愿选择是否进行筛查（如有筛查意愿，可进行乳腺钼靶 X 线影像检查）
45~54 岁的女性	应该每年进行一次乳腺钼靶检查
55 岁及以上的女性	可转变成每两年进行一次乳腺钼靶检查，也可以继续每年筛查
高危人群	可同时进行乳腺钼靶检查和核磁共振成像检查

高危人群

- 胸部有过放射性接触史
- 曾患有乳腺导管或小叶中重度不典型增生
- BRCA 1/BRCA 2 基因突变
- 直系亲属乳腺癌家族史

二、肺癌

筛查手段	每年进行一次胸部低剂量 CT 扫描（LDCT） 胸部 X 线检查 痰细胞学检查

美国癌症协会并未建议在一般风险人群中进行肺癌筛查。但如果具备以下情况，建议进行筛查。

高危人群

- 55~74 岁，且累计吸烟量每年大于 30 包，包括戒烟时间少于 15 年的
- 年龄大于 50 岁，且累计吸烟量每年大于 20 包，同时至少还有一个吸二手烟的风险因素

 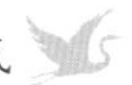

三、肝癌

45~55 岁为高发，死亡高峰年龄在 55~65 岁，因此 40~45 岁应根据个人意愿做健康检查，45 岁之后应每年都需进行检查。

超声检查：超声显像是肝癌最常用的定位及定性诊断方法，对于早期肝癌的诊断具有较高的参考价值。

甲胎蛋白（AFP）：AFP 可用于肝癌的早期检查，AFP 及其异质体仍是肝细胞癌诊断中最有价值的肿瘤标志物。

高危人群

- 有肝脏疾病的人（如乙型肝炎、丙型肝炎、酒精性肝硬化、自身免疫性肝病等）
- 长期进食霉变污染食物（含黄曲霉毒素）、含亚硝酸盐食物的人
- 有肝癌家族史、遗传史的人

四、结直肠癌

从 50 岁开始，无论是男性还是女性都应该遵循下列筛查计划之一：

息肉和癌症的筛查

每 5 年进行一次乙状结肠镜检查

或者每 10 年进行一次结肠镜检查

或者每 5 年进行一次双对比钡灌肠检查

或者每 5 年进行一次 CT 结肠成像检查（虚拟结肠镜检查）

癌症高效筛查（非侵入性检查）

每年进行一次愈创木脂法粪便隐血试验（gFOBT）

或者每年进行一次粪便免疫化学试验（FIT）

或者每 3 年进行一次粪便 DNA 检测，如果试验呈阳性，应该进行结肠镜检查

高危人群
- 腺瘤性息肉史
- 结直肠癌治愈性切除史
- 直系亲属结直肠癌或乳腺癌家族史
- 持续炎症性肠病

五、宫颈癌

21~29岁的女性	应每3年进行一次巴氏涂片检查[若巴士涂片检查异常，可进行人乳头状瘤病毒（HPV）检测]
30~65岁的女性	应每5年进行一次巴氏涂片检查以及人乳头状瘤病毒（HPV）检测，或每3年一次巴氏试验
65岁以上的女性	可停止筛查（过去20年曾经患严重宫颈癌或癌前病变者除外）

高危人群
- 己烯雌酚接触史
- 早孕早产者
- 艾滋病毒感染者
- 器官移植者

六、子宫内膜癌

检查手段：B超、宫腔镜刮宫和病理活检。

高危人群
- 长期服用抗雌激素类药物（如他莫昔芬）
- 绝经晚
- 未育、不孕、不排卵者
- 肥胖、糖尿病、高血压患者
- 发病早期典型症状

 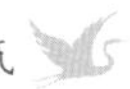

- 阴道异常出血
- 月经量突然增多
- 经期延长
- 经期结束后又突然出血
- 绝经后月经来潮

七、前列腺癌

50 岁以下	可自愿选择血前列腺特异性抗原（PSA）及直肠检查（DRE）
50 岁起	如 PSA ≥ 2.5ng/ml，每年重复检查一次 如 PSA ＜ 2.5ng/ml，可每两年检测一次

高危人群
- 如果父亲、兄弟有一个或以上在 65 岁前诊断出前列腺癌，需要提前到 45 岁启动筛查
- 如父亲和兄弟在 45 岁发病，需要 40 岁启动筛查

癌症筛查是早期发现癌症和癌前病变的重要途径，中医药在癌症的早期预防、发现、治疗中也起着不可替代的作用。“中医免疫康复疗法”在癌症早期的干预中，一方面可以针对癌前病变（如萎缩性胃炎、幽门螺杆菌阳性、慢性肝炎、肝硬化、乳腺结节等）以西医辨病、中医辨证处方进行针对性治疗，达到癌症前期疾病的痊愈或控制目的；另一方面，对于素体易感的特禀质人群、情绪起伏的神经质人群、后天脾胃不足的营养缺乏人群、先天肾精不足的虚弱人群都能起到调和阴阳平衡、改善机体状态的效果，从而减缓或防止癌症的发生。

浅谈体重与肿瘤

凡是来过北京鹤年堂中医医院找我就诊的朋友都知道，就诊前需要测量体重和血压，并且我们提倡定期记录体重、血压，这点对于肿瘤患者尤为重要。

那么体重和肿瘤有什么关系呢？

2016年，国际癌症研究机构（IARC）身体肥胖工作组的一份报告提到：高体脂与至少13种癌症风险存有因果关系，包括乳腺癌（绝经后）、结直肠癌、子宫内膜癌、食管腺癌、肾癌、肝癌、脑膜瘤、多发性骨髓瘤、卵巢癌、胰腺癌、胃癌、甲状腺癌等。

中国癌症基金会发布的《远离癌症的十二条建议》中，第三条建议便是“在正常体重范围内，越瘦越好”。

“越瘦越好”是有前提的，就是“在正常体重范围内”，通常可以用身体质量指数（BMI）来衡量正常体重范围（表2–3）。需要警惕的是，一旦体重骤降，亦可能是癌症的表现。在没有改变饮食和运动习惯的情况下，如果在半年内出现原因不明的体重骤降（超过总体重的5%），就要考虑是否有癌症或其他疾病的迹象。

$$BMI = 体重（kg）/ 身高（m）^2$$

表2–3　正常体重范围与癌症发病风险参考

	世界卫生组织标准	中国标准	癌症发病风险
偏瘦	＜18.5	＜18.5	风险中–重度增加
正常	18.5~24.9	18.5~23.9	低风险
超重	≥25	≥24	风险增加可能
偏胖	25~29.9	24~27.9	风险轻度增加
肥胖	30~34.9	28~32.9	风险中度增加
重度肥胖	≥35	≥33	风险重度增加

很多癌症伴随着体重下降，但并不是所有的癌症都会很快导致体重下降。食管癌、胰腺癌、胃癌和肺癌通常伴随无法解释的体重下降，而且体重下降往往是这些癌症的第一个能够注意到的症状。但对于卵巢癌来说，只有当癌瘤增大到压迫胃部的程度，才会使人感到饱胀，导致厌食而致营养摄入不足，乃至消瘦。

对于已患肿瘤的患者，若癌症处于活跃状态，肿块越长越大，会消耗更多能量，加之患者吃得少、腹泻、呕吐和脱水，都会使得体重进一步下降，甚至出现恶病质。恶病质亦称恶液质，表现为极度消瘦、皮包骨头、形如枯骨、贫血无力、完全卧床、生活不能自理、全身衰竭等，多由癌症或其他严重慢性病引起，可看作是由于全身许多脏器发生障碍所致的一种中毒状态。此症的发生多提示机体处于严重的功能失调状态。

除癌症外，体重下降也可能是甲亢、结核病、艾滋病、胃肠炎、胃溃疡、抑郁症等病症所致。

此外，癌症患者体重增长也需明辨！有些癌症患者在治疗期间体重增长，此时须明辨是状态恢复，还是其他原因所致。经过我们中药调理后的患者多有体重增长、面色红润、精力充沛等表现，这是因为“中医免疫康复疗法”尤为重视脾胃气血，在抑制肿瘤、消肿散结的同时，加入扶正固本、健脾和胃的药物，清补兼顾，有主有次，其中清补比例的把控是有经验的中医师方能熟练掌握的。

对于乳腺癌、前列腺癌、卵巢癌等患者，如体重增长并有水肿出现，则需要考虑是否为药物的副作用所致，或肿块导致水肿。比如乳腺癌患者在内分泌治疗时体重增加较快，很可能是激素水平变化引起的，或是淋巴水肿导致。

如何控制体重?

对于健康人而言，“管住嘴，迈开腿”是最为朴素却又最为实用的控制方案。而对于肿瘤患者，应根据自己所患的疾病，合理搭配膳食，保证营养供应，必要时可以考虑中药干预。

夜尿的意义，别以为就是肾虚

在诊疗时，我常会问到患者夜间排尿的情况，并根据表现调整药物。那么，夜尿多是怎么回事，夜尿多就是肾虚了吗?

夜尿多指夜间不得不醒来排尿（不包括入睡前最后一次和晨起后第一次排尿），且排尿次数多。通常来说，每晚夜尿大于 2 次为夜尿多（即正常的起夜次数为 0~2 次，夜尿次数 3 次及以上的就属于夜尿多）。

一、夜尿多的原因

引起夜尿增多的原因有很多，如因睡前喝水过多或喝茶及刺激性饮料，这是一种正常的生理现象。病理性的原因则比较复杂，包括前列腺疾病、肾脏疾病、泌尿系结石、感染、精神因素以及其他疾病（如糖尿病），皆可造成夜尿过多。

所以夜尿过多，首先需要考虑到是否有以上情况。

二、夜尿与肾的关系

生理学中，尿液由血液经肾小球过滤，进入肾小囊中形成原尿，原尿再经肾小管重吸收，剩下的水、无机盐、尿素和尿酸等组成尿液。

中医则认为：肾主水，与膀胱相表里，而膀胱具贮尿、排尿功能，依赖于肾的固摄与气化。肾之阳气充足，气化作用正常，固摄有权，膀胱开合有度，尿液才能正常生成与排泄，从而维持水液的正常代谢。

打个比方来说，肾好比是一个加热的水壶，当热力充足的时候，部分水液蒸腾成气，滋养全身，部分水气经吸收液化后，从壶口排出为尿液；当热力不足的时候，水液无法沸腾，人就会觉得虚弱无力、肢体寒凉，同时小便清长且次数频多；当热力太旺时，壶中的水液全部烧干，人便出现干燥发热，呈“上火”表现，小便可能黄赤、量少。水壶的热力可以理解为肾阳，水壶中的水可以理解为肾阴。所以，夜尿增多，与“水壶热力不足”及“水液过多”有关。前者与肾阳不足有关，后者则可能是多种原因所致，如饮水过量、脾虚湿盛等。

此外，还要关注是否有其他脏腑对“水壶热力或水液”造成影响，如肝肾同源的肝疏泄异常（肝肾亏虚）、心火与肾水的配合失调（心肾不交）等。在了解患者夜尿的情况后，要根据中医辨证原则推断患者证型，也要考虑患者疾病、生理影响，二者结合方能正确处方施药。

三、夜尿多的自我防护

睡前少喝水，避免喝浓茶、咖啡等一些刺激性饮料；睡前应少吃有利尿作用的水果，如西瓜等。

适度运动，运动不仅帮助睡眠，还可减少双下肢的水潴留，从而保证白天的排尿量，减少夜间排尿次数。此外，还要注意夜间保暖，增加皮肤血供，减少夜尿的产生。

应尽可能消除精神焦虑。精神高度紧张不仅会导致入睡困难，也会出现夜尿次数增多等问题。

夜尿多的老年人平时可多吃些补益脾肾、养心宁神的食物，如核桃、黑芝麻、山药、芡实等。日常也可用枸杞子、覆盆子、桑葚等泡水代茶饮。

穴位按摩、艾灸等外治法对夜尿多也有一定辅助治疗效果，按摩或艾灸足三里、涌泉、关元等穴位，往往会有意想不到的效果。

 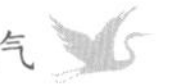

大便的意义，记录人体的晴雨表

欲得长生，肠中常清，欲得不死，肠中无滓。

——汉·王充《论衡》

在传统中医诊断过程中，二便是必问的项目，中医师们通过二便了解患者的大小便情况推断出肠道、肾、膀胱等脏腑的情况，其中大便的次数、质量、颜色、气味、软硬等都为最终诊断提供依据。

一般来说，正常人的排便规律应每日不超过三次，每周不低于三次（即每日排便 1~2 次或每 1~2 天排便一次）；排便时无须用力；大便呈直径 2~3cm 的条状，即所谓的“香蕉便”；软硬适中，颜色应为棕褐色或黄褐色。

如果排便次数变化，或大便形态、颜色等出现异常，就需要警惕是临时状况还是身体出现了疾病。

一、排便次数与大便形状

1. 便秘

因气、血、阴津亏损导致肠道燥化太过，失去濡养滋润，导致排便困难或多日不便，称为便秘。

胃肠积热，热盛伤津者为热性便秘；阳虚寒凝，阴寒内结者为凉性便秘；气机阻滞，传导迟缓者为气滞便秘；气虚体弱，排便无力为虚性便秘。此外，便秘还可进一步细分为湿热便秘、脾约便秘、肾虚便秘等。

2. 泄泻

（1）外感风、寒、湿、热疫毒之邪，食物中毒，感染痨虫或寄生虫积于肠道，致大便不成形或呈水样便，便次增多为泄泻。大便稀薄不成形为溏泄，多为脾失健运。

（2）腹痛泄泻在黎明者为五更泄，多为肾阳虚。

（3）腹痛泄泻，泻后痛减多为饮食所伤的泄泻。

排便次数的异常与个人素体体质、饮食生活习惯相关。但若在短期内出现变化，则需考虑疾病的发生（尤其是消化系统疾病）、药物或其他治疗的干扰（如止痛药可能导致便秘、手术后的便秘）、情绪紧张等因素。肺部肿瘤患者多见便干，与肺气不足、肾不纳气相关，经典解决方法为“提壶揭盖”（润下通便的同时注意宣肺补气）；肝部肿瘤患者腹泻常由于肝部肿块的影响，肝功能下降时消化系统定然受到影响，肝癌患者若出现腹泻、灰白色便等，须警惕肿块发展；心脑血管病患者大便干或可加重病情，大小便作为人体下方的排泄通道，也是人体血压、液体分布的平衡机制，若心脑血管病患者大便次数减少，可能会使人体代谢失调，血压、心脏等相应面临突发急病风险。关于精神压力，朱莉娅·恩德斯《肠子的小心思》中有记载：“压力状态下肠道里可以存活下来的菌群和正常情况下是不一样的，压力可以改变肚子里的生态环境。要想把环境再改善回来是需要花时间的，这就意味着即使过了压力爆发期，肠道依然可以持续性地败坏掉你的心情。”

二、排便质量异常

- 排便时肛门有灼热感、下坠感为脾气虚，中气下陷。
- 排便不爽为肝气郁结或湿热下注。
- 大便中有未消化食物，多为脾失健运。
- 腹痛窘迫，时时欲泻，多因湿热内阻、肠道气机不利所致。
- 大便呈黏液脓样或黏液脓血样便，则多见于痢疾、溃疡性结肠炎或直肠癌。
- 大便不能自控，多因肾阳虚衰。
- 大便细条状，由于直肠狭窄导致大便呈扁带状或细条状，多见于直肠癌。

排便异常时，不能盲目改变食谱。如脾虚便秘患者，并不会因多食用蔬菜而有改善，甚至可能会出现“完谷不化”的情况。更不能盲目用药，以防疾病被掩盖。如肠炎腹泻，使用止泻药可能导致错失疾病的治疗时机，使病情加重或发展成慢性病。

三、大便颜色异常

- 大便颜色黑如柏油状者，谓之远血，多见于胃脘等部位出血。

- 若大便血色鲜红，血附在大便表面或于排便前后滴出者，谓之近血，多见于内痔、肛裂、直肠癌等肛门部的病变。
- 大便灰白色，见于各种原因引起的阻塞性黄疸。
- 大便呈米泔水样、白色洗米水样，见于霍乱。

结直肠癌的便血多数为暗红色，一般与大便混杂在一起，表现为持续、不等量的出血，到了中晚期，可出现脓血便。肠癌除了便血的症状外，大便习惯发生改变也是典型的症状，如大便变细、次数增多等，所以建议去正规的医院进行相应检查。痔疮引起便血一般发生在排便后，呈滴血或喷射状，血色鲜红，在粪便表面，不与粪便混合。不同颜色、形状的大便与某些疾病的关系如表 2–4 所示。

表 2–4　不同颜色、形状大便与疾病的关系

形状 颜色	水样便	泥状便	螺旋状便	香蕉便	栗子状便
茶色	腹泻（暴饮暴食）	肠易激综合征（或神经性腹泻）	健康	健康	便秘（功能性）
灰白色	肠结核、胰腺癌	胰腺疾病、脂肪消化不良（伴有恶臭味）	肝病、胆结石、胆管癌（伴有黄疸）		便秘
绿色	食物中毒、急性肠炎	溶血性黄疸、绿色蔬菜食用过多、药品染色等	健康或色素着色		便秘伴色素着色
黑色	焦油样便：食管、胃、十二指肠或小肠等部位出血（或胃溃疡、十二指肠溃疡、胃癌、肠癌等）				便秘伴出血或药物着色
红色	食物中毒、结肠癌、溃疡性结肠炎	溃疡性结肠炎、结肠癌	直肠癌、痔疮		

四、大便气味异常

正常人的大便臭气味是肠道未消化的蛋白质受细菌分解而产生的，吃肉较多的人气味较浓，素食者气味较淡。

大便恶臭多见于肠道消化吸收不良、直肠癌溃烂、慢性胰腺炎等。

排便的异常，除了与饮食、疾病、药物等因素相关外，近年来出现了新的“导火索”——手机！排便时需要专注，但越来越多的人习惯于带手机上厕所，原本应 5~10 分钟解决的“战斗”发展为半小时、一小时的“长线战争”。排便时间的延长也是导致排便不规律、肛肠疾病发生的重要因素！

大便是人体消化系统的晴雨表，是人体疾病的风向标，所以一旦发现自己的大便出现了问题，应及时调整饮食，必要时去医院进行相应检查，以了解自身健康状况。

论“癌性发热”

在门诊常会接诊到长期发热的癌症患者，发热作为外感、炎症的常规表现，常常与“癌性发热”混淆，使得诊断受到影响，甚至贻误治疗时机。那么普通发热和癌性发热该如何鉴别和应对呢？

一、“发热”与“癌热”

通常情况下，“发热”是由于病原体等外源性致热源进入体内，刺激白细胞释放一种内热原，继而通过血脑屏障刺激下丘脑前部合成和释放大量的前列腺素，导致发热。

目前认为，与肿瘤相关的发热可以分为以下三类。

1. 肿瘤相关的感染性发热

（1）肿瘤患者普遍因为疾病进展或放、化疗导致免疫力降低，极易发生感染。

（2）某些实体瘤容易引发局部阻塞，造成继发性感染，如晚期肺癌合并支气管阻塞的患者，可能因痰液排出不畅合并肺部感染。

（3）某些免疫力极其低下的肿瘤患者（包括长期应用激素的患者）可能合并真菌感染（通常的感染都是细菌感染）。

（4）留置导尿管、胃肠管、PICC 等可能导致感染。

2. 肿瘤本身的发展导致发热

（1）某些肿瘤本身即可产生内源性致热源。

（2）肿瘤组织迅速增殖时，病灶中心区域的肿瘤细胞由于血供不足而坏死液化，释放出致热物质。

（3）肿瘤浸润诱导白细胞产生免疫反应，释放出致热源。

（4）放、化疗导致肿瘤细胞被大量破坏，诱导白细胞产生致热源。

3. 体温调节失衡的发热

一些肿瘤患者长期过度消耗，体温调节中枢失去平衡，也可能导致发热。

以上第 2、3 种情况下的非感染性发热，即临床上认为的“癌性发热”。

二、“癌热”的特点

- ◇ 大多数疾病的发热均伴有白细胞升高和血沉加快，而癌症发热即使高热有时也无特别异常的化验检查结果。
- ◇ 癌症发热持续时间较长，动辄迁延数月，与感染性发热差异显著。
- ◇ 癌性发热以中低度发热为主，腋下体温在 37.5~38.5℃之间波动。伴有感染时可出现连续高热，感染消除后仍会持续发热。
- ◇ 癌性发热时全身症状或可不明显，患者有时不能感知或无明显感知（通常无恶寒或寒战，以下午和夜间发热为主）。
- ◇ 癌症发热时，应用抗生素和抗过敏药物无明显作用，但应用控制发热中枢镇痛药物反应较好。
- ◇ 多数情况下，癌症发热常为癌细胞浸润期首发症状，之后才出现癌压迫、肿块增大、渗液等症状。

三、中医眼中的“发热”

中医学对于发热有非常详细的划分，既有外感发热，也有内伤发热；既有实证发热，也有虚证发热。即使单论“久病低热”，也有多种证型，故在临床上需要根据情况灵活治疗。

1. 阴虚致低热

阴液不足，不能制阳，而致虚热内生。症见形体瘦小，手心灼热，午后潮热或入夜发热，颧赤潮热、心烦多梦、尿赤便干，或有盗汗干咳，唇红舌赤，脉细数或弦细。

多用青蒿鳖甲汤加减应对此类情况，此方具有养阴透热之功效，用于治疗原因不明的发热、放疗引起的发热、各种传染病恢复期低热、慢性肾盂肾炎等阴分内热、低热不退者均有佳效。

2. 气虚致低热

此类发热多由饮食不节或化疗损伤，使中气下陷、运化失司，谷气不得升降，气血不能生化，进而内脏失养、气血失和、郁热内生。症见虚热乏力，舌胖色淡，脉象虚大。

其治法可参考东垣学说，以补中益气汤加减培中升陷、甘温除热。

3. 血瘀致低热

癌肿常使人体气血运转不畅，导致气血瘀滞而生内热。症见午后或夜晚发热、疼痛、乏力，可见局部出现肿块，舌质紫暗有瘀点、瘀斑，脉涩或弦。

治疗此类发热多以清热解毒配合理气活血为治则，再根据是否有肝郁气滞、痰湿困阻、食积等兼证，合理配伍相应草药，合奏透热之疗效。常用组方为血府逐瘀汤化裁。

4. 血虚致低热

癌症患者多在化疗后出现血色素下降或因癌肿引起出血所致发热。临床多见发热伴随咯血、吐血、衄血、便血、尿血等情况，尤其以血液癌症更为多见。

临床治疗时，多以归脾汤为基础方进行化裁，对于血常规出现变化者，还应合理使用活血、止血、补血药物，防止患者因出血或血瘀引发更多棘手问题。

此外，如阳明腑实证、痰火扰心证等也会表现为发热，常会兼有肠中燥结等表现，临床时还需仔细分辨。建议长期发热患者将体温的变化进行记录，既便于观察发热情况，掌握疾病规律，又可为医生治疗提供支持材料。

癌症患者出现了长期低热，与其癌肿发展、浸润关系密切，遇到这种情况时要谨慎积极应对，万不可与一般“感冒发热”相提并论。发热，实则为身体对抗疾病的一次冲锋，在两军交垒的关键时刻，以中药提供助力，对于整场抗癌战争可起到不可估量的作用。

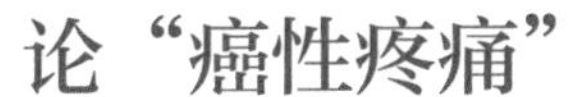

论“癌性疼痛”

提起“癌性疼痛”，经历过的人大多心有余悸，而在大众认识里，“癌痛”似乎与难以忍受、痛不欲生画了等号。其实，“癌痛”不仅指“癌肿带来的疼痛”，还包括癌症治疗过程中引起的疼痛。“癌痛”的痛感也并非都是剧烈的，有些“隐痛”也是癌症病变的重要信号。

一、“癌痛”的特点

顾名思义，“癌痛”是由癌肿导致的疼痛，先有癌而后有痛。不过，很多患者都是先感觉到疼痛，才发现癌症。癌症初期，疼痛程度并不高，多为阵发性，通常可以忍受。随着病情不断恶化，疼痛会逐步发展为持续性存在，而对于晚期患者，疼痛的治疗意义甚至会超过肿瘤治疗本身。除了与病情的进展有关外，“癌痛”程度还与肿瘤的位置、性质及治疗手段相关。其中由治疗（如化疗、放疗、手术等）引起的疼痛也不在少数，需要十分重视。

曾有患者如此描述化疗后疼痛：“化疗带给我的痛苦远比癌细胞带给我的痛苦大。当化疗药随着血液一滴一滴输进身体的时候，慢慢地，从口腔黏膜开始，到食管、胃、小肠、大肠还有肛门，这些地方的黏膜全部破裂。这是什么感觉呢？就像你吃进去一粒米，从放进嘴巴的那一刻起，这粒米到达身体的哪个器官，哪里就痛不欲生！”

一位口腔癌患者接受放疗后，如此描述：“吞口水就像吃碎玻璃渣子一样，更别提喝水、吃饭了！”

注射升白针也会让患者全身疼痛，坐板凳屁股会痛、躺着靠着腰会痛、走几步全身都痛！

“癌痛”是癌症患者不得不面对的顽敌，“癌痛”的治疗也是肿瘤治疗必须重视的一环，所以曾有医者如此说道：“对患者疼痛漠视的医师是缺乏良好医德的医师；不能驾驭疼痛的医师是不称职的医师。”

二、“癌痛”的评估

要想有效治疗“癌痛”，首先需要对疼痛进行评估。

疼痛描述：患者对疼痛的主观描述，可根据疼痛的表现分为隐痛、钝痛、胀痛、灼痛、针刺痛、电击痛、切割痛等。

疼痛位置：疼痛位置以及疼痛放射位置；浅表疼痛或深层疼痛等。

疼痛等级：目前我国关于疼痛的分级最常用的是 NRS 分级法。将疼痛分为 10 个等级，0 级为无痛，10 级为剧痛，具体如下。

- 0 级为无痛
- 0~3 级为轻度疼痛（如用力鼓掌）
- 4~6 级为中度疼痛（如用力拉扯头发、软组织挫伤，已影响睡眠）
- 7 级以上为重度疼痛（如宫缩疼痛，已无法入睡）
- 10 级为剧痛（如三叉神经痛、带状疱疹神经痛、晚期肿瘤压迫神经引发的疼痛等，严重影响活动）

三、西医治疗“癌痛”

“癌痛”用药原则如下。

轻度疼痛：解热镇痛药。

中度疼痛：解热镇痛药联合弱阿片类药。

重度疼痛：强阿片类药，联合解热镇痛药、抗惊厥药、抗抑郁药或皮质类固醇药。

值得警惕的是，止痛药常会带来胃肠道反应（如腹泻、便秘）、过敏反应、呼吸抑制、肝肾损伤、免疫功能下降等副作用。止痛效果越强的药物其副作用往往更多，也会引起耐受性或依赖性。

四、中医治疗“癌痛”

中医认为疼痛的原因多为不通则痛、不荣则痛，或二者兼有。早期“癌痛”多为肿块压迫神经导致血脉痹阻，从而出现疼痛，多属于“不通则痛”的范畴。随着肿瘤的不断发展，久病致虚，“不通”也会引起“不荣”，进而“不荣则痛”。

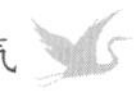

治疗方案则为“通之”和“荣之”。

以“通”止痛的方法多为“祛邪法”，如消肿止痛、散结止痛、化瘀止痛、行气止痛、通经止痛等，起效快，效果好，标本兼顾。常用方案包括内服中药、外用膏药、针灸、按摩、运动疗法等。

以“荣”止痛的方法多为“扶正法”，如益气养血、滋阴壮阳、安神定志等，起效虽缓，但多治本，能长期收效。常用方案包括内服中药、食疗、语言疏导、心理暗示等。

将各种方法相结合，内服外治，可收获佳效。在缓解“癌痛”的同时，还要注意改善西医治疗副作用带来的疼痛。

对于放疗带来的“灼痛”，可采取养血滋阴、敛疮生肌的思路。
对于化疗引起的全身疼痛，可以采用清热解毒、减毒增效的方法。
对于手术后的伤口痛，可用益气养血、健脾和胃的方案促进恢复。
对于腹胀疼痛，可以行气导滞以除之。
对于两胁疼痛，可以疏肝理气以消痛。
对于胃脘冷痛，可以温中散寒以镇痛。
对于心胸刺痛，可以宽胸活血以止痛。
对于头部肿块压迫出现的疼痛，可以平肝潜阳、重镇止痛。
对于脏腑肿块压迫引起的疼痛，可以消肿散结、通络止痛。
对于长期出现的延绵疼痛，可以养心安神、活血止痛。
对于身体酸楚、头重疼痛，可以除湿散瘀、消痰止痛。

中医治疗“癌痛”并不拘泥于止痛形式，也不局限于能止痛的药物，有时看似与镇痛无关的药物方法也能达到止痛的效果，其中奥秘便在于“辨证施治”和“以人为本”。前者根据患者疼痛表现溯本求源，从根本上解除疼痛；后者则告诉医者要关注疼痛，但不可局限于疼痛，保存患者生命是治疗的第一原则，切不可为了治病而陨人性命！唯有全面布局，重视细节，以医者无微不至的温暖，才能帮助患者走出疼痛的困局！

从张锡纯医案谈中医肿瘤科病案

20 世纪初，西学东渐，各个行业皆受到冲击影响，中医学首当其冲，一度陷入被废止的旋涡中。针对当时中西医互不合作的现象，张锡纯另辟蹊径，他主张：“西医用药在局部，是重在病之标；中医用药求原因，是重在病之本。究之标本原宜兼顾。”张锡纯贯彻此思想数十年，深耕临床，最终开辟了衷中参西的医学道路。在张锡纯的著作《医学衷中参西录》中，凡立论者必征诸实验，沟通中西者多发人深思。该书中记录医案千余例，全文逾百万言，其中典型病例、重病、久病者，观察记载无不详细贴切，首尾完整，当时国内西医病案及论文也多不及其著述翔实。

文章虽多、书本虽厚，读者却不会感到冗长厌烦，其关键在于书中内容多为生动详细的实践记录和总结，对于治疗过程中的转折变化均有记载，绝无空讲理论，或省略过程、只讲结果，或掐头去尾、只取阶段性效果的自吹自擂。书中张锡纯自拟方约 200 首，古人成方或民间验方亦约 200 首，重要医论百余处，涉及中西医基础和临床大部分内容，几乎无一方、一药、一法、一论不结合临床案例进行说明。重要方法所附医案甚至多达数十例，重要论点在几十年临证和著述中反复探讨、反复印证，不断深化。

如此治学行医的严谨态度值得现代医家学习。尤其是中医肿瘤专业，更应当完整翔实地记录病历，把握患者个体治疗情况，又为理论总结积累提供实案支持。肿瘤患者病势复杂，加之四处求医，手术、放疗、化疗、民间偏方等轮番上阵，而癌细胞可能一直在浸润扩散，若再加上基础病、年龄、心理、人际关系等因素，病情可谓是“乱花迷人眼”，其治疗则如“火中取栗”一般。

好记性不如烂笔头，我主张将疾病治疗过程中的细节一一记录，必要时应拍照留存。如癌症患者的肿瘤诊断、手术情况、活检病理、术后治疗情况、血 / 尿常规、肝 / 肾功能、肿瘤标志物、影像学等，均应掌握。对于不同疾病患者也有不同取舍，如白血病患者需对近期骨髓象进行分析，甲状腺癌患者则要掌握其甲状腺功能的变化。

现代医学检查虽不能主导中医处方用药，却也是必要参考的依据，尤其是对

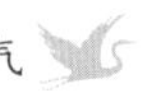

规避高风险操作具有指导意义。如可能出现消化道出血的患者要慎用活血药物；同时检查数据的直观性是衡量治疗是否有效的最直接证据。

中医四诊是中医肿瘤科病历的重点，尤其是望诊中舌、面、肿块、皮肤反应等，应以图片形式留存以备对比；闻、问、切诊则应完整记录，以供辨证判断。更详细的记录意味着更多的时间和人力成本，但考虑到患者宝贵的生命，这些付出都是值得的。我们在鹤年堂中医医院组建的传承工作室力求为患者提供适宜的治疗、合理的康复、顺畅的就诊流程、轻松的就医环境。在保障中医药防治癌症可靠疗效的前提下，把中医癌症康复、癌症患者家属遗后反应调理（经观察，癌症家属易患各类慢性疾病）纳入到工作范围内，逐步开展以中医理疗、外用膏药、仪器康复、心理疏导为核心的治疗康复项目。

2020 年 11 月 5 日，曾在 20 年前就诊的乳腺癌患者又来就诊，我们从系统中调出了其当年的病历和处方（图 2–5）。20 年的医患情得到延续，文字便是历史真实的见证。

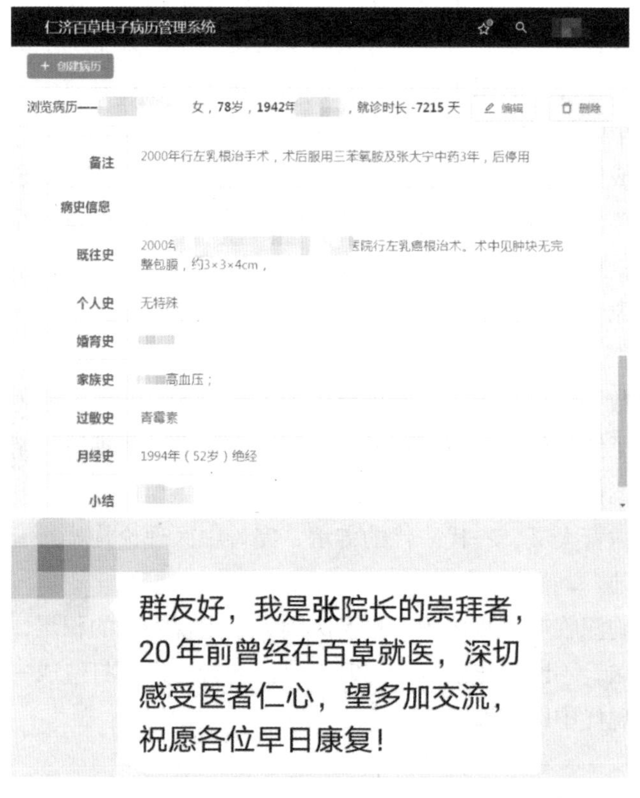

图 2–5　20 年前就诊患者的电子病历以及患者微信留言

中医治癌的浮与沉：尊重个案，也重视数据

当我们打开电视、浏览网页或是在微信里的小文章中，总会看到“癌症就是×××（中医证型/生活习惯/生物学词汇），用×××（疗法/食物/保健品）就有效”的说法，很多被疾病所迫的朋友们在情急之下可能会以身试法，但多以损失金钱、耽误治疗而告终。

且不否认这些新闻是道听途说还是信而有证，只问这些方法能不能在第二人甚至更多人身上收获疗效。到底是奇迹的个案，还是凿凿可行的“绝技”？

这种情况在中医治癌领域尤为突出。

有人是几代中医世家，祖传方子治疗癌症效果不错——传承验方确实是中医遗留至今的瑰宝，张仲景、傅青主等大医家所传下来的方子都是确有疗效的经方良方。但是，秘不外传的家传处方是否有效，是否对癌症有效，又有多少有效病例就需要画一个问号了。

有人自己或家人患癌后苦心钻研，在自我治愈的过程中探索出治癌良方——来自真实的抗癌经历获得的结晶，自然是可借鉴的方案。但也要注意：这套方案是针对某种病，还是针对中医证型？面对不同体质、不同心理、不同饮食生活习惯、不同发病原因的患者是否能收获疗效，还需要仔细琢磨。

中医需要数据统计，中医需要用数据和事实说话！绝大部分不相信中医的人对于中医并不了解，他们之所以怀疑，是因为在不懂中医理论的情况下，又没看到大量的有效案例。

古代医生微言大义，一代一代的传承、完善中医理论构架，有的著作理论多些是无可厚非的。

近现代，钩深临床的真国医、真名医则无不重视病例的积累，在总结病案的过程中反复推敲，不断强化技术，同时将自己的行医经历打造成一个“数据库”。这套数据便是现代中医的瑰宝。

张锡纯、施今墨、孔伯华、丁甘仁、蒲辅周、胡希恕等闪耀于中医银河里的

 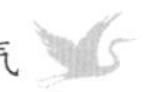

明星，无不留下医案著作（或由弟子总结医案集）。

父亲张仁济在《中医治癌新路》一书中也将理论和实案并重，统计数据代替了“空口无凭”。

早在20世纪90年代我便开始收集典型病例，随着时间推移和科技进步，病历从档案袋装的纸质版，到后来的软盘版、光盘版，再至现在的硬盘版、软件版，数量早已逾万，当年的纸质版病历现在仍仔细保存着。

医学有感性的成分，我们尊重个案里的“奇迹”，用人文的方式将这些故事整理并传播，意在告诉大家：生命的力量，不可忽视；奇迹，可能发生！

医学也是严谨的，我们统计数据、积累病例是为了总结经验，提升技术，为更多的患者提供更加有效的治疗。

医学更需要与时俱进，在这个数据迸发的时代，大数据统计是医生的帮手，是整体评估疾病、制定诊疗方案的重要依据。相信在未来，中医数据的取样、抽样、建模、统计、分析，临床方案的判断、预估、回顾、优化，以及与人工智能的结合，将愈发紧密，中医所能应用的“现代武器”也将愈发先进！

起而行之

中医免疫康复疗法的临床应用

熬不过的头痛：妙手披云雾，慧眼睹青天

案例一 2014年春天，司机小王（化名）陪同领导就医。领导素有高血压，时常感觉头痛，受风受凉后更为严重。此番连续数周头痛不休，吃止痛药并未收获疗效，故前来就诊。判断其为血虚兼瘀血证头痛，以四物汤加味，止头痛的同时，濡养气血，化瘀通络，稳定血压，平衡脏腑。

诊毕，我转身对小王说道："你的头也不太舒服吧？"小王点头承认，自述患鼻炎已有多年，长期有头痛、眩晕、鼻塞等不适，但此属顽固问题，已成习惯。又观察了一阵，我直言道："建议你下午就去医院检查，你的病不会是鼻炎那么简单！你是司机，若在开车时出现意外，恐怕会引发极大麻烦。"看到小王犹豫，领导也赞同提议，如此，小王决定下午便前往医院检查。

午餐后，当小王步行至医院附近时，突然晕倒跌仆在花坛里，幸好有路人将他送到医院。医院诊断其为"上颌窦囊肿压迫颅神经"所致头痛及晕倒。小王并未同意手术，出院后求医于我。此后小王坚持服用中药数月，眩晕、头痛等症状消失。至今追访，未曾有复发。而其领导的头痛也在就诊数次后被根除。

讲起这个故事，学生们惊讶于这次未卜先知，我点出了其中奥秘。小王陪诊时面色晦暗，双眼大小不一，左侧眼睑下垂，目光无神，虽当时未行脉诊，但诸多表现都指向于脑部疾病，故建议其即刻检查。不同于领导的头痛，小王的治疗

方案围绕着消肿散结、通窍化痰展开，寥寥四诊次便收获佳效，连带的头痛、眩晕等症状也一并消除。

头痛属于症状，可能是他病所引发的外在表现，治疗时应抽丝剥茧，溯本求源。引发头痛的病症很多，常见者包括占位性压迫（如本案小王为囊肿压迫神经所致）、脑血管疾病、神经痛、感染等。详见图 2–6。

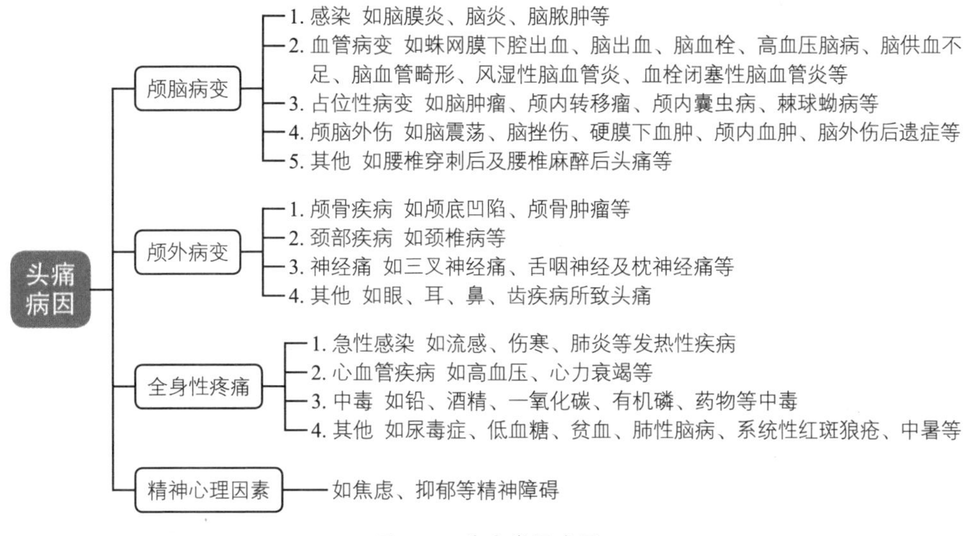

图 2–6　头痛常见病因

中医止痛的方法繁多，既能缓解疼痛之标，也能杜绝疼痛发病之本。内服中药、外用药洗 / 敷、针灸等，每一种方法又能再细分，仅内服中药就有处方变化（如《医林改错》之五大逐瘀汤加减化裁）、单味药的用药方向调整（如行气止痛之香附、甘缓止痛之甘草、活血止痛之红花、酸敛止痛之芍药等）、剂型和服药方式改变等。

无论方法如何变幻，止痛是治疗目的，但对于肿块压迫造成的疼痛，则必须要兼顾控制、缩减肿块，如此才能称得上“治本”。身为肿瘤科医生，最常见到的便是肿瘤（或脑转移）压迫造成的头痛，对于这一类患者，要合理拿捏止痛的“时机和分寸”：早期患者盲目止痛可能会掩盖病情，贻误治疗时机；发展期的患者，应在止痛的同时控制肿块，避免造成更大的损伤（如本案中，小王的头痛之治疗思路便是针对囊肿包块，化痰散结，缩减肿块，从而达到止头痛的目的）；对于被疼痛严重困扰的晚期患者，止痛则势在必行。

案例二 袁女士（化名，1982年出生）近两年但凡月事来潮，头痛便一直不断。用她自己的话说："头痛和月经似乎是捆绑着的，经期还没到，头痛就先来了；只要月经一停，马上又像'没事人'一样！"止痛药、暖宝宝、红糖水轮番上阵，却完全无法抵挡头痛这个顽固而狡猾的"敌人"。

以疏肝理气、养血活血、行气止痛之法成方，二十余剂后，袁女士经行头痛症状明显缓解，且脾气、饮食、睡眠、二便等均较前显著改善。

经行头痛是临床常见的疾病，其主要表现为月经期前后出现头痛。《张氏医通》便有"经行辄头痛"的记载，可见此病源来已久。经行头痛有虚实之殊，临床以疼痛时间、疼痛性质来辨其虚实。大抵实者多痛于经前或经期，多呈胀痛或刺痛；虚者则多在经后或行经将净时作痛，多呈隐痛，且常兼有头晕、乏力。虚实之区别可用"不通则痛"和"不荣则痛"加以概括。经行头痛的总治则为调理气血，使气顺血和、冲任得养，则痛可止。常见证型包括血虚、瘀血、肝火等，临床应根据实际情况分别施治。

案例三 2019年末，我接诊了一位特殊的小患者。孙同学（化名，女，2011年出生）明媚皓齿、灵动可爱。初诊时创建病历，她便自己将之前的发病、治疗经过一一描述：头痛一年余，几番就医都诊断为鼻窦炎（脑电图正常，核磁诊断为蝶窦炎），经过西药、中药、针灸治疗均无果，此番在班主任的推荐下至我院治疗。

提起针灸，小姑娘娇嗔道："在头上扎针我倒是不怕。只是他（前医）太自满了，先说大话，肯定治不好病的。"闻此言者皆掩口而笑，成年人的套路在孩子眼中只是多余的装饰。看罢前医处方和检查报告，开始为孙同学仔细诊查，审苗窍、观指纹、望舌苔，闻声辨病位、切脉定虚实。

发现孙同学之头痛确有鼻炎之影响，但又因体质虚弱，易反复外感所致虚实杂糅。所以治疗既要兼顾鼻炎和头痛等表象，也要培补元气，健脾安神。

孙同学依方案服药，一诊则诸症皆消。

患者年幼而聪颖，多思而善愁，思重则损伤脾胃，脾不健则运化失司，长此以往则气不固、心不安，感受外邪后外邪难透，以至头痛、鼻炎等疾病迁延难愈。所以，治疗头痛，不可盲目套入课本上的证型，按图索骥难称医者风范！

头痛的中医辨证如图2–7所示。

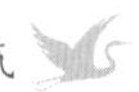

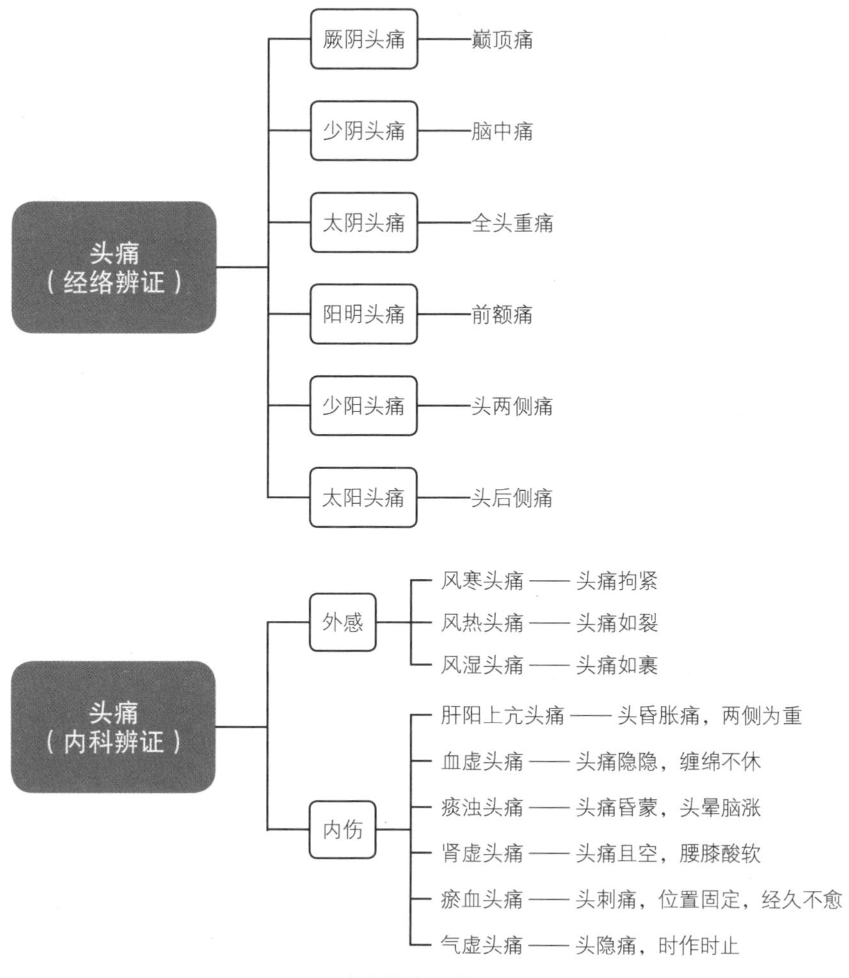

图 2-7　头痛的中医辨证

鼻咽癌：是什么让男子汉一边痛苦，一边喝药

1999 年 4 月 21 日，经多番尝试治疗无果的裴先生（化名），在妻子陪同下又来到诊室，他们希望能获得更多的帮助。本是走投无路的最后押宝，却在短短的一年时间里，让裴先生重新恢复了活力。

1998 年 7 月，军人出身的裴先生在张家口市某区武装部任职，恰逢征兵时节，作为主管领导的他忙上忙下，突然某一天开始频繁地出现流鼻血、耳鸣、耳积水等情况。本想待征兵结束后再去医院检查，症状却不由人地飞速进展，不久他的左侧颈部淋巴结开始肿大，经当地卫生院消炎治疗40余天，始终未见明显疗效。他不得不放下手头的工作，赴北京做进一步检查。

裴先生在北京某医院做了CT及病理切片检查，结果显示“鼻咽部鳞状细胞癌，左颈部淋巴结转移”，医院建议大剂量放射治疗（鳞癌对化疗不敏感）。连续96天、50余次的大剂量放疗（总放疗剂量达到10000cGy），开启了裴先生的梦魇之旅。

放疗后改善：颈部肿块消失、鼻咽部肿块略有缩小（位置较深处无法照射）。

放疗后出现的不适：口干舌燥、口腔肌肉萎缩（无法张开嘴，吞咽困难，严重影响吃饭和说话）、照射部位皮肤烧伤（疼痛，并留下瘢痕）、呼吸不畅。

3个多月的放射治疗，恰跨过1999年的春节，瓜果鱼肉、八珍美食，他统统都不能吃。到治疗后期，喝水也成了一种折磨，妻子为他榨的五谷汁、准备的牛奶，他只能用吸管小口吸吮，每一次吞咽都伴随着伤口的灼痛，这让本来十分强壮的裴先生掉入了营养不良的旋涡——放疗最后的50天里，体重骤降了15kg！

更让裴先生难过的是心理上的负担。每日忍受着火毒燎烧肌肤的同时，心中的不安和烦躁却因无法张嘴说话，不能表达。“若说地狱也不过如此，身体上受着磨难，心灵上孤立无援，吃不能吃、喝不能喝、话也没得说……体质虚弱了，精神也萎靡不振。”回忆起这段时光，裴先生感叹道曾经的不易。

“后来医院的医生建议化疗试试，我的内心有些胆怯了，便想要逃避，可现在连逃避的出路都找不到！走投无路之时才想找中医看看，于是我就联系了您。”1999年3月，裴先生的一位病友曾向他推荐了我，在放疗的最后时期服用了10剂中药，这些中药虽然入口艰难，却如久旱甘露，让裴先生的喉中沙漠得到些许滋润。

1999年4月21日，他们夫妇第二次来就诊。在详细了解了治疗经过后，我对裴先生的治疗和预后抱有十足的信心，唯独一件事，可能是急需解决的难题——患者前期需要连续服用3个月至半年的中药以缓解症状，汤药本就苦涩，加之患者如鲠在喉，更是难喝了百倍，若不能克服，恐难以收获佳效。

裴先生对我的分析十分信服，当场表示绝对遵从，视医嘱为军令，坚持服药。如此，为患者开具了7剂汤药，夫妇二人满怀期待离去。

正如预想中的那样，汤药成为裴先生喉中新的“折磨”。150ml的汤汁，他时常需要用数十分钟方能服尽，有一次更是疼得流了泪！身为一名钢铁军人，裴

 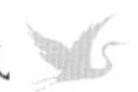

先生没有轻言放弃，他深知只有眼前的一碗碗汤药，才是能让他重获健康的救命稻草。

时光在漫长且艰难的服药过程中溜走，再次复诊时已是1999年5月，裴先生惊喜地发现，喝药越来越容易了，他甚至可以喝一些粥糜！自我的良好感觉印证着其伤口渐渐愈合，功能逐渐恢复！服中药3个月后，裴先生的影像复查显示"鼻咽后壁及左侧咽喉壁软组织肿大"；次年3月，"软组织肿大"变为"软组织增厚"；至2000年8月时，裴先生的鼻咽癌完全恢复了正常！

此后十余年，裴先生一直在我院调理，身体健壮，未出现肿瘤的复发或转移。正所谓：

本欲戎马倥偬，奈何病入咽喉，
红口毒舌洗赤壁，粮道百裂难诉愁。
幸得灵兰百草，踏破荒漠沙丘，
护国强兵夺失地，旱苗逢雨春意浓。

声带息肉：给鸟儿修补翅膀，还教师以声音

如果说中医是靠三根手指走天下，那么教师则是借语言的力量传播知识。若教师失去发声的能力，则如鸟儿失去了翅膀、鱼儿丢掉了鳞鳍，纵然巧妇，也难为无米之炊。

一个忙碌的出诊日上午，在拥挤的候诊室走廊，有一位留着干练短发、笑声爽朗的女士让人眼前一亮，很难联想到这样的乐天派曾因"失声"而焦虑恐慌。

"我是张大宁大夫的铁杆儿！"刚坐下，她就跟旁边的人自我介绍起来："我们认识8年了！每年我都要找张大宁大夫调理，她简直是我的'保健医生'！"她语速快，闪亮的眼睛里写满真诚，说起自己的求医经历，逻辑清晰、井井有条。

"我是英语老师，讲了一辈子的课。就像医生用药、用针，我的嗓子就是我的武器，可是它曾经坏掉了。2011年，我突然哑了，发不出声音，去医院检查诊断为广基声带息肉，医院说除了手术没有其他办法！若做手术，需要半年的禁声期，我的工作自然要暂停了；而且即便手术，也不能保证恢复效果，就是说有

可能愈合不佳，手术就白做了。为了这事我来到北京，在医院排了一上午的队终于挂上了专家号，结果专家扫了一眼我的检查单，也说必须手术。可是他连一分钟都没用上就做出诊断，让我不能接受！”巩老师顿了顿，陷入了回忆之中。那段日子是巩老师生涯中最黑暗的一页，疾病严重影响了她的生活、工作。因为不能说话，她暂停了教学工作；因为不能说话，她变得不愿与人接触；白日浑浑噩噩、夜晚无法入睡，性格趋于内向，直至演变成焦虑。

“后来我找到了一个留美博士，他建议用中药试试，于是我就开始四处寻找有名的中医。我有一个学生的妈妈是宫颈癌患者，她是在张大宁大夫这里治疗的，恢复得非常好！她把张大宁大夫推荐给我，我就立即来到北京。”

说起为什么找到我，巩老师如是说：“声带息肉也是肿物，我觉着应该和肿瘤相似。真的是特别感谢给我介绍张大宁大夫的家长。服药后第四天，我就觉着咽干的症状有缓解，渐渐就可以发出声音了，感觉说话也有气力了。大概 3 个疗程后，我的状态就非常好了，也能恢复讲课了。再去复查喉镜，显示息肉的尺寸已经缩小。服药一年后，我再去复查，那个留美博士看到结果非常吃惊，广基声带息肉已变成了光滑声带息肉，无须再进行手术了。”巩老师说着喜形于色，“后来每年我都会来看张大宁大夫，请她帮我调理身体。我们的关系也从医患变成了朋友，又从朋友成了密友！”

“人若没经历过，不会有太多感慨；经历过后，才真懂得云淡风轻。”这句话是我送给巩老师共勉的，巩老师一直念在心里。经历过病痛的折磨和精神的失落，也体验过身体的恢复和信心的重建，巩老师不仅重拾了放下的教鞭重返讲台，并且变得更加强大、更加坚定。

求医多年，巩老师不仅解决了自己的难题，这个过程中她也获得了很多经验和感悟：

“做有智慧的患者，选对方法、选对医生。”

“服中药，自己一定要细心感受，许多大夫的中药喝了后，正面效果不明显、负面作用却很突出，应该及时停用。”

“脉条儿特别清晰的（形容脉诊准确）大夫不多。处方能和诊断对应上的大夫更少！这就叫会诊病、不会用药。”

“现在的医生都没工夫‘倾听’，更不愿意或没时间去主动‘发现问题’，其实我们需要的，就是把患者‘当回事儿’！”

“得病了，最主要的，一是信任，要和医生互相信任，才能托付于人；二是

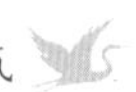

对疾病的认知，要了解疾病和治疗手段；三是对未来的希望，只有内心强大，才能打败疾患！”

甲状腺结节：
此“瘤”依计可消除，才展眉头，又舒心头

甲状腺疾病主要包括甲状腺结节、甲状腺功能异常等疾病，尤好发于中青年女性，近年来发病率不断提升，已成为一种典型社会性疾病。

对于甲状腺疾病的治疗如下。

甲状腺肿大 / 结节：以消肿散结、清热解毒的方法缩减肿块。

甲状腺功能异常：根据情况辨证论治，需要注意的是，消除患者不适症状，通过“治标”也可达到“治本”和“调节激素水平”的目的。

甲状腺切除术后：运用清补兼顾的方法，恢复机体功能状态，避免肿块的复发、转移。

方某（化名），女，1973 年生。2019 年确诊为左肺上叶腺癌，同年 4 月于北京某医院行左肺上叶切除术 + 淋巴结清扫术（淋巴结未见转移）。

2019 年 5 月，方女士经 B 超检查发现：甲状腺右叶囊性及囊实性结节（可见大小约 3.3cm × 2.2cm × 3.1cm 无回声，边界清，内可见等回声团，CDFI 内部及周边未见明显血流信号。另可见大小约 3.1cm × 2.4cm × 3.1cm 低回声，边界清，内回声不均，CDFI 内部及周边可见少量血流信号）；甲状腺左叶低回声小结节（大小约 0.4cm × 0.2cm 低回声，边界清，CDFI 未见明显血流信号）。

甲状腺功能提示：促甲状腺激素 TSH 0.06mU/L（正常值 0.55~4.78mU/L）。

肿瘤标志物提示：神经元烯醇化酶 NSE 18.26U/ml（正常值 0~16.3U/ml）、CA724 47.88U/ml（正常值 0~8.2U/ml）。

由于结节较大，医院建议手术切除，但刚刚经历肺癌手术的方女士不愿再开刀，希望可以保守治疗。2019 年 7 月，方女士在家人的推荐下来到我院就医。彼时，方女士气短乏力、口干多饮、眠差、心悸、便秘、血糖偏高，偶有右侧颈部疼痛，三部脉细，寸脉数。

予以宽胸、益气、滋阴、疏肝、健脾、补肾之治则，并配夏枯草、山慈菇、

浙贝母、蒲公英、紫花地丁等消肿散结，同时辅以鹤年灵消贴外用，内服外治，以达控制肿块、缓解症状、调节激素水平的目的。

患者以此思路坚持治疗一年余，诸症状均得以改善，促甲状腺激素恢复正常，肿瘤标志物 NSE 恢复正常，CA724 较前降低，甲状腺结节明显缩小。

2020 年 3 月 25 日甲状腺及颈部淋巴结超声显示：甲状腺右叶囊实性结节（大小分别为 3.0cm × 2.7cm × 2.1cm，3.3cm × 3.3cm × 2.6cm）；甲状腺左叶低回声小结节（大小约 0.5cm × 0.3cm）。

2021 年 6 月 2 日甲状腺及颈部淋巴结超声显示：甲状腺右叶可见极低回声结节（大小分别为 1.8cm × 1.2cm，1.4cm × 1.2cm），囊肿皱缩？（TI–RADS：3 类）；甲状腺左叶囊实性结节（大小约 0.4cm × 0.2cm，TI–RADS：2 类）。

目前，方女士仍定期复诊，坚持用药，状态良好。

由于甲状腺的部位隐蔽，与人体激素关系密切，受情绪、饮食、生活习惯影响，一旦出现问题又会使心脏、激素、血压、情绪等产生异常，形成恶性循环。诸多因素使得甲状腺疾病有治愈难、病程长、反复迁延、易复发等特点，这也导致西医学应对甲状腺疾病主要以“简单粗暴”的切除和“终生服药”的激素药物为主。

建议运用中医药进行保守治疗，所谓“有诸内者必形诸外”，无论是甲状腺肿大或结节，还是甲状腺激素异常，都是体内脏腑阴阳失衡所致。调节平衡，消除不适症状，改善不良情绪，使患者恢复健康的机体功能，并根据其表现有的放矢地使用外用药物，甲状腺疾病会在自然的过程中得以改善，乃至治愈。

“一流患者”与“三流患者”

“一流患者”与“三流患者”的说法来自我们的一位患者：他自身患有甲状腺结节，爱人则患有甲状腺结节、乳腺结节、子宫肌瘤三处“瘤子病”，所以这位先生笑称自己是“一流（瘤）患者”，而他夫人是“三流（瘤）患者”。

此话虽是调侃，但临床上当真不是玩笑，我们抽取了 2019 年接诊的部分病历做出统计，如表 2–5 所示。

 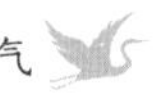

表 2–5　2019 年接诊的门诊初诊女性患者甲状腺结节、乳腺结节、子宫肌瘤情况

抽取病例	并发症	所占比例
乳腺结节患者 25 例	并发甲状腺结节或子宫肌瘤（囊肿）者 11 例	44%
子宫肌瘤患者 60 例	并发甲状腺结节或乳腺结节（囊肿）者 28 例	46.7%
女性甲状腺结节患者 36 例	并发乳腺结节或子宫肌瘤（囊肿）者 19 例	52.8%

注：此次抽取样本以“确诊为甲状腺结节 / 乳腺结节 / 子宫肌瘤者，兼病或未确诊患者不在统计内”。

结论：“结节”患者中，近半数是“多瘤体质”。

一、“多瘤体质”画像

女性，35~55 岁，或体态消瘦、面色萎黄、急躁易怒，或面肿体胖、大便溏稀、气短懒言。总之，“多瘤体质”与中医里的“痰湿”或“瘀血”关系密切，进一步来讲，与“肝、脾、肾”三脏最为关联。而肝郁气滞证，为乳腺、子宫、甲状腺病的症结所在。

肝气郁结：心情长期压抑会出现气机不畅、气机郁结，慢慢就会出现胸胁、肋骨胀疼，两乳、少腹胀痛，嘴里或苦或干，胸闷，心悸，心脏跳动异常，或失眠多梦等症状。

长期气机不畅：会导致血行障碍，形成瘀血，可能引起痛经、月经不调等；也可能损伤脾胃，“木旺乘脾土”，可表现为呕吐、恶心、反酸、打嗝等。

痰湿、瘀血互结：极易形成结节，而且多出现在肝经通行的地方——小腹和乳房。

二、如何避免“多瘤体质”

避免用眼过度：肝开窍于目，久视则伤肝，所以请合理把控玩手机、看视频的时间。

睡眠不足或过晚：晚上 11 点至次日凌晨 1 点是胆经当令，此刻为肝胆排毒时间，在晚上 11 点前入睡有助于恢复肝胆功能。

避免不健康的饮食习惯：过油、过肥腻的食物，或晚饭吃得太晚（如夜宵），都会造成肝经湿热，进而成瘀，可能造成结节。

涂指甲油：爪（甲）为肝之余，指甲就是肝的窗户，若把窗户都闭得死死的，肝气也可能郁结。

三、“多瘤”的治疗：疏肝解郁 + 消肿散结

疏肝，就是改善内环境，通畅气机，将“多瘤”的源头切断。中药内服、针灸、推拿、音乐疗法、畅快聊天等方式均有疏肝的作用，可以结合患者体质情况辨证运用。散结，就是直接减小病灶，缩小肿块。手术、化疗、放疗等手段都属此类，对于恶性肿瘤更为适宜。而良性肿块的缩减，运用中医学中的内服中药、外用膏药效果都不错。内服外治相结合，表里兼顾，标本兼治，效果理想。我也一直坚持这个治病思路，改善内环境和清除结节并重，内服汤药调理和外用贴膏并施。

“一瘤”与“三瘤”，如“五十步”与“百步”，都是已经迈出了朝向癌瘤发展的步伐。一旦发现有肿物出现，就要注意身体可能已成为“瘤体”生产的工厂，此刻既要针对自己的“瘤”进行治疗，也要未雨绸缪、防微杜渐，以防“肿块”发展为“肿瘤”。

中医免疫康复疗法在乳腺癌中的应用

乳腺癌，中医谓之“乳岩”，因肿块硬如岩石、难以治愈而得名。隋代《诸病源候论》谓：“乳中结聚成核，微强不甚大，硬若石状。”古代医家对乳腺癌有一定认识，一般认为乳腺癌因肝郁气滞、冲任失调、毒热蕴结而发。运用“中医免疫康复疗法”治疗乳腺癌有很好的疗效。据随机抽取乳腺癌病例 120 例资料统计，症状减轻或肿块缩小者占 80%。

例如患者王某，女，1953 年出生。因左乳腺肿块于 1988 年 9 月在医院行“左乳癌根治术”，手术时肿块为 1.5cm × 1.5cm 大小，无腋窝淋巴结转移。术后病理报告为“黏液腺癌”。于 1988 年 10 月至 1989 年 12 月进行放疗 45Gy，以 CMF 方案化疗 2 个疗程。1990 年恢复正常工作。1992 年出现胸痛，同年 5 月查胸片示左侧第 4、5、6 前肋均见虫蚀样骨缺损，第 3、6 前肋可见病理骨折。骨扫描示下颌骨、颅骨顶部放射性分布明显浓聚，左 2~6 前肋、下颌骨放射性分

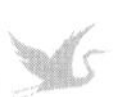

布较浓密，呈阶段性，提示乳癌术后多发骨转移。此后患者开始中医治疗，经辨证，患者的骨转移是由于气血瘀滞、湿热炽盛、毒热损伤经络筋骨所致，遂在清热解毒、软坚散结、活血化瘀药物组方的基础上加散风湿、活络健筋骨之品，如豨莶草、威灵仙、补骨脂、续断、杜仲等。治疗一年后于1993年7月17日复查，骨扫描示左下颌骨、左侧第2~6前肋点状浓聚灶较前好转，原顶骨部及右侧第二前肋病灶消失。患者之后恢复正常工作。

从治疗的乳腺癌临床资料看，早期乳腺癌服中药可使癌肿缩小或消失。对于乳腺癌晚期骨转移者，一般认为平均生存期10个月左右，用中药后可以延长生命，甚至达到治愈目的。

一、乳腺增生的中医药治疗

乳腺疾病发病率逐年递增，且发病人群呈高知化、年轻化趋势。乳腺疾病不仅是某一器官的疾病，而是全身疾病在局部的反应，严重影响人们的生活质量甚至生命。治疗乳腺增生是乳腺疾病治疗的重中之重，是预防乳腺癌的关键。乳腺癌的预防主要为疏肝理气、活血化瘀、清热通络。用以治疗乳痛、乳腺炎、乳腺结节、乳腺增生等病症，常用中药包括柴胡、郁金、广木香、红花、夏枯草、路路通等。

二、早中期乳腺癌手术前的中医药治疗

乳腺癌手术前以扪及局部肿块为主要症状，在暂无手术指征或条件的情况下，针对患者具体情况，宜采用清热解毒、活血化瘀、软坚散结等方法，以达到清热解毒、疏通气血、调整阴阳、抑癌消肿的效果，为手术创造条件。常用中药包括黄芪、当归、熟地黄、枸杞子、白英、白花蛇舌草、石见穿等。

三、乳腺癌术后的中医药治疗

由于手术创伤、脏器缺损、失血耗阴、疼痛眠少、纳差食少等，患者体质虚弱、脾胃失调、固表失司、阴津耗损，治则宜采用调理脾胃、扶正固表、益气养血、养阴生津等法。常用中药包括生地、当归、地榆炭、贯众炭、田三七等。

四、放疗期间的中医药治疗

全身反应：射线属热性杀伤物质，会耗灼体内阴津，引起阴亏火热症候，表现为心烦口燥、盗汗、便秘、尿赤，白细胞、血小板减少，免疫功能低下。

局部反应：皮肤红斑，毛发脱落，黏膜破溃及多部位放射性炎症等。针对热毒伤津、肝肾阴虚，治则宜清热解毒、润肺生津、凉补气血、滋补肝肾等。

放疗期间的中医治则为滋阴润燥、清肺止咳，用于防治放疗所致肺纤维化及放射性肺炎。常用中药包括川贝、沙参、百合、蒲公英、桑叶、当归、黄芪等。

五、化疗期间的中医药治疗

化疗副反应根据化疗药物的毒性与各器官的亲和力和敏感性而不同，表现为消化道反应、骨髓抑制、脏器受损、皮肤反应、免疫抑制等。中医辨证为毒邪侵入、热毒过盛、气血两亏、脾胃不调，治则宜扶正解毒、提高机体免疫力。常用中药包括黄芪、党参、灵芝、茯苓、生地、黄精、当归、女贞子、枸杞子等。

六、对各期乳腺癌的临床验证

大量临床实践证实了“中医免疫康复疗法”在肿瘤早、中期、术后、放化疗后，以及晚期带瘤生存等阶段具有独创性的祛邪、扶正、增效、减毒的临床疗效，其主要作用如下。

1. 清热解毒作用

（1）直接的抗癌、抑癌作用。

（2）清除癌性毒素作用。

（3）提高机体抗癌功能，促进代谢功能，保护整体平衡。

（4）减轻手术、放化疗的毒副反应。

2. 理气化瘀作用

（1）理气、活血、化瘀中药有直接抗肿瘤作用，尤以气血郁滞、毒热内蕴者为佳。

（2）调整人体内阴阳平衡失调，改变凝血功能紊乱状态，减轻或消除血瘀，

 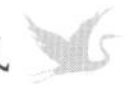

改善微循环。

（3）镇痛、消炎、抗感染作用。

（4）减轻放射性造成的纤维化、神经炎、水肿等作用。

（5）提高机体免疫功能。

3. 消肿散结作用

（1）有实性肿块或病灶多用软坚散结类药物，如龟甲、鳖甲、穿山甲、三棱、莪术。

（2）有痰浊凝结、阻滞经络者常用化痰类药物，如半夏、瓜蒌、贝母、海藻。

4. 扶正固本作用

（1）促进细胞免疫和体液免疫作用。

（2）保护和改善骨髓造血功能、提升血象作用。

（3）调整体内环腺苷酸和环鸟苷酸的比值，有显著抑瘤生长作用。

（4）调理脾胃、滋肝补肾、养血滋阴，能减轻放、化疗的毒副作用，增强放、化疗杀伤癌细胞的效果。

（5）某些扶正方药有抑癌、控制癌细胞浸润及转移作用。

由于乳腺癌病情复杂，虚实兼夹、气虚血虚共存，热毒血瘀兼并，寒热错杂等，治疗上必须标本兼治，攻补兼施，扶正而不留邪，祛邪而不伤正，以成方制剂为主，佐以辨证施药，才能达到良好的疗效。

由父亲张仁济创立组方、我完善研制的乳腺癌主治药物“康宁冲剂”早已应用于临床，累计治疗乳腺癌3000余例，对其中近500位患者进行了随访记录。按国际肿瘤疗效鉴定标准进行评价，临床观察统计，有效率达88.3%（其中完全缓解率达6.8%），5年复诊率达63%。“康宁冲剂”从中药归经、四气五味、君臣佐使、中药药理学等理论出发，在药与药、症与药、症与病之间进行权衡得出处方，最后经特殊工艺制作而成。“康宁冲剂”在1993年、1995年分别委托北京肿瘤研究所、山东中医药研究所进行药效学和毒理实验。试验表明，以相当临床用量的5倍、15倍量给予荷瘤小鼠，对H22小鼠的抑瘤率分别为31.4%和41.4%，对S180小鼠的抑瘤率分别为35.1%和51.3%，抑瘤作用稳定，具有可重复性；长毒实验显示，在给予临床用量5倍和20倍连用90天的条件下，未显示明显毒性作用，具有安全性。

如今，随着鹤年堂中医医院与我的深度合作，“康宁冲剂”将以院内制剂的形式重现，六百年中医药老字号对于药材的筛选、炮制及制剂工艺的把控，将使“康宁冲剂”的质量更精、疗效更佳。这次合作不仅仅是鹤年堂新增了一款产品，更意味着勇于打破中医门第偏见，借助现代科技力量改良中医药，为中医药防癌、治癌事业的发展添砖加瓦！

乳腺癌：5 年汤药之旅品味“中国式咖啡”

作为一位患癌 20 余年，从事中医肿瘤防治近 40 年的双重身份者，我对于中药有着格外的感情，每日为患者开具防癌、治癌的草药，自己也常年服用汤药（每年服药近 300 天）。求医路上的种种坎坷和患病时的种种煎熬，我都深有体会，这份同理心让我在出诊时始终以患者利益为第一要素，重视心理调节和生活、饮食、运动指导，让患者感受到家人般的医患关系、亲情式的服务。

唯独汤药的口感，真切的苦涩，是长期服药防治肿瘤的一大阻碍。

为了克服这个难题，我们做出了很多尝试。

改变剂型——颗粒剂、膏方、水丸、蜜丸……虽然剂型的改变使得服药更为简便和易于接受，但这些剂型都只适用于某些情况，无法完全替代汤药。汤剂的吸收快速，君、臣、佐、使药物经煎煮后各司其职，作用加强或毒副作用减弱等特点，让汤剂始终为中药剂型的首选。

调整处方配伍——处方时不可为了口感而妄动配伍组成，但由于父亲和我惯用植物药，少用血肉有情之品，因此所配汤药多不会具有动物药腥膻怪异的气味。同时，在面对特殊人群时，亦可在兼顾疗效的情况下酌情修正口感（如为小儿治疗肺系疾病，可加入罗汉果）。

中医外治——中医内服与外治相辅相成，如果能用外治的方法（推拿、压耳豆、艾灸、外用膏药、中药熏洗、刮痧、拔罐、针刺、火针、放血等），就少用内服药，这是我一贯的主张，也是我和学生们努力的方向！

调整心态——对于大部分患者而言，仍不免要服用汤药，甚至长期服药。我的经验是调整心态，将汤药视为中国式的咖啡，在感受苦涩的过程中，反复审视生存的意义，在品味不甘的同时，憧憬治愈的回甘。

39 岁的宋女士（化名）对于这种观点深表赞同，她坚持服用汤药已近 5 年。2016 年 1 月，宋女士检查出右乳实性肿块（肿块大小约 1.2cm × 0.9cm，形态不规则，周边可见血流信号，BI-RADS Ⅳ级），双乳多发囊性结节（右侧较大者约为 0.6cm × 0.4cm），右侧腋下淋巴结肿大（较大者 1.1cm × 0.6cm）。医院建议宋女士应尽早接受穿刺活检，根据检查结果来确定后续的治疗方案。面对抉择，宋女士打起了退堂鼓：一怕穿刺刺激，使肿物迅速增大；二是医生明确表态，手术几乎无法避免，需要讨论的只是手术的规模和术后的治疗；三是若有淋巴结转移，术后的风险仍然很高。在宋女士犹豫之时，她的好友推荐其来我院就医。在得知我同为乳腺癌康复者，治疗此病经验丰富后，宋女士决定先接受中医诊治。

2016 年 1 月 16 日，这段医患缘分开始于鹤年堂中医医院。经过详细的四诊检查，对连续数次的彩超分析后，我建议宋女士服用中药保守治疗。原因有三：一是肿物虽然看似不利，但数月来并没有明显增长，即便手术也没有必要急于一时；二是中药对于肿块的修复、肿大淋巴结的缩减均有较好的效果，坚持服药定可抽丝剥茧；三是手术对于患者的损伤不可小觑，不仅仅是让人感受切肤之痛，更为严重的是对身体功能、形态、心理均造成不可弥补的伤害（如乳腺癌术后，患者无法使用患侧手臂从事体力工作或长时间工作，即便如伏案写作，也可能导致上肢水肿的发生）。所以对于已有癌转移的患者、恶性程度极高的患者、基础病史复杂的患者、年长患者等，是否手术，是否第一时间手术，都应与医生多进行讨论分析，并做好迎接术后生活的准备。

宋女士深以为然，如此便开启了长达 5 年的汤药治疗之旅。5 年来，宋女士共复诊 32 次，平均每年就诊 6 次，每次服药 2~3 周。如此算来，其治疗过程也并非旷日持久不能接受。可贵的是，在一诊一药间，宋女士胸前及腋下的肿物皆逐渐减小乃至消失。2020 年 8 月 28 日的彩超显示患者右乳多发囊性结节（右侧较大者约为 0.7cm × 0.3cm），右乳实性肿物及腋下肿大淋巴结未再提及。

窗外日光弹指间，
席上花影坐移前。
渐有鬓边发如雪，
幸得诗酒敬华年。

说起品味中药的几年，宋女士感慨良多："我一点也不觉得喝药是负担，相反，有药喝的时候会有一种满足感。入口苦涩，带来的却是精神上的安定；早晚分服，帮我开启一天、快乐一天。如今，我更珍惜当下，更憧憬未来，这些都是张大宁大夫和她的中药的功劳！"

以吾之利剑，斩“乳”之疑虑

我每周在鹤年堂中医医院出诊3个半天，由于患者众多，半天的门诊常常要工作到下午三四点钟才能结束。有时患者稍少，也需要到下午一两点方能看完。这种情况下，我们多数不会安排午休和午饭，需待所有患者都诊疗结束后方才开饭。虽然饿着肚子，但我不愿看到患者久等，每当坐在诊桌前时，都全神贯注地投入诊疗工作，保证有足够的时间详细了解每位患者的情况，并给出最适合的方案。

有一位女士，我并未给她开药，却反复查看、诊断、交流了20多分钟。这位患者姓闫，1976年出生，江西人。2019年2月经穿刺活检确诊为左乳浸润性癌[免疫组化：ER（-），PR（2%，中等～强），Her-2（3+），Ki67+（约60%）]，左侧锁骨上多发淋巴结（较大者3.3mm×6.5mm），左腋下淋巴结肿大。起初，闫女士还是较为谨慎的，笃信中医的她希望选择纯中医治疗，于2019年3月起服用老家当地某中医开具的汤药。

因闫女士一直干咳、低热，医生应是本着投石问路的思路开具了处方，如此以清热解毒、化痰散结之方案服药两月余，患者自觉肿块缩小，状态整体趋好。四诊次后，见闫女士服药效果不错，医生开始加大用药力度，处“以毒攻毒”的动物药图消肿散结。闫女士自己也感觉良好，故未再进行西医检查监控肿瘤变化。自第五诊开始，其后20余诊次均加用了炮甲珠和蜈蚣。又过了3个月，闫女士腋下淋巴结变化不大，乳房上的肿块却似春雨后新笋般飞速地长大、变硬！血管被撑成了青筋，皮肤被拉伸出青紫色的光泽，肿块压迫的地方出现了角化，整个乳房像注了水的气球，渐渐出现溃破的迹象。

情况的直转而下让闫女士感到了恐惧，在网上查到我的出诊时间后便匆匆地来到了北京。经过检查、辨证后，未给她开具处方，却将当下的情况予以详细分析。

首先，闫女士的病情早期较为平稳，没有威胁到生命的指征，若以中西医综合治疗，兼收并蓄，效果本该较为理想。2月份做完活检后应尽早进行根治治疗，因活检可能将癌细胞激活（前3个月的恢复可能是癌细胞的潜伏期）。

第二，选择中医治疗不可盲目使用“以毒攻毒”的治癌方路，肿瘤治疗在

 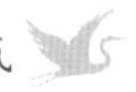

“正实邪实”时期或可使用强力散结药物（或手术、放化疗等手段）；而在“正虚邪实”时应扶正祛邪兼顾；若患者体虚兼有并发症则应扶正固本为主、清热解毒为辅，带瘤生存。

第三，患者已有数月未再进行检查，甚至连肿块的大小、是否转移都未确定，仅凭患者的“自我感觉”来校验药物疗效，实不可取！

鉴于以上情况，建议如下。

❶ 如今肿块的情况应以手术为第一选择，对于消灭癌细胞而言，还是西医治疗方法更加直接，建议前往西医院进行检查，确定治疗方案。

❷ 西医医院的选择推荐肿瘤专科医院，专科医院经验更为丰富。

❸ 如需化疗或放疗，治疗期间可佐以扶正固本的中药，达到减毒增效的目的。

❹ 术后应以中医药进行康复，防转移、防复发。

闫女士听完了分析如梦初醒，频频感谢。我还将当初给自己做乳腺癌手术的医生推荐给她：“无论什么治疗方案，中医或是西医，保守或是手术，关键是能治好自己的病。在面临可能威胁性命的关头，一切需给生命让路！其次再考虑‘身体发肤，受之父母，不可毁伤’。”

2019 年 5 月，诊室中来了一位怀孕 27 周（双胎）的西医大夫洪医生。1978 年出生的洪女士已育有一女，另有三次终止妊娠史。2019 年 4 月，经 B 超检查出右乳存在多处低回声，较大者达 4cm × 2cm × 1.5cm，西医院检查后认为预后不佳，建议终止妊娠，穿刺活检。后洪医生寻至某中医处，期以中医针灸缓解，但施针者不问皂白，所选的竟包括有下胎功能之穴位，当属孕妇慎用、禁用。施针的痛苦、对癌症的恐惧，让洪医生陷入了更深的纠结中，在她萌生了堕胎的想法之时，机缘巧合下走进了我的诊室。

我的观点则与前医大相径庭：首先，终止妊娠损失了双胎性命，毕竟已临近生产，且产妇已 41 岁高龄，风险极大；其次，终止妊娠可能导致患者激素水平在峰值爆发，或会加速肿块增大；第三，若此时穿刺活检还可能会加速癌细胞转移，或威胁患者生命；第四，即便终止妊娠，西医针对癌肿的治疗也预后难料。

反倒是生产胎儿之后，患者激素水平将趋于平稳，再经哺乳，此肿块或可自然恢复（哺乳期婴儿吸吮刺激会使激素改变）。而且母爱本身也会催发出精神的力量，使患者更有能量战胜疾病。身为西医的洪医生听从了我的建议，于 2019 年 7 月顺利产下两个健康的宝宝，后她被确诊为右乳浸润性癌。患者未完全听从建议进行哺乳。所幸，双胎健康。

以上两起病例都有失误的选择："该切除的没有切除"，贻误时机；"不该切除的建议早切"，险殒三命。

制定最佳的治疗方案需要丰富的临床经验，这是在无数患者付出的代价和教训下积累而来的。治疗终归是要伴随遗憾的，让自己承担损失最小的后果，成为智慧的患者；让医生多学习总结前人的经验，成为称职的医生，是张大宁传承工作室不懈努力的方向。

春盎双峰玉有芽——记乳腺癌的二三事

乳腺癌作为女性发病率第一的癌症，5 年生存率已达到 83.2%（2018 年国家癌症中心统计数据）。5 年生存率虽然是评估肿瘤治疗的一个指标，但仍较为片面。对于早期乳腺癌，5 年生存率或可达到 90% 以上，而对于晚期，尤其是出现了肝转移、脑转移、骨转移的患者，预后则通常较差。晚期也好，早期也罢，分期是为了了解疾病的发展阶段，并不是说分期就等于宣判病情的结果。在临床中面对分期较晚的患者，包括出现了脏器转移的患者，也有诸多超过 5 年生存期的病例，甚至有带瘤生存达 30 年的抗癌斗士。

事实上，影响乳腺癌预后的不仅是分期，还包括患者选择的中西医治疗方案、乳腺癌的分子分型、患者体质、运动和饮食习惯、性格和心理素质、家庭环境等多种因素。故在面对乳腺癌患者时，往往也不是只给来者开个处方那么简单，语言沟通疏导、营养食疗方案、运动处方、西医方案选择建议等多角度的关怀交代都是治疗的重要组成部分。

如乳腺癌术后 + 淋巴清扫术后，患者普遍会出现上肢水肿，建议术后两周开始进行适当伸展活动，同时要监控运动量和运动频率，不可劳累，但也不可不动。

中医治疗方面，一贯支持内服外治相结合，表里兼顾，双管齐下。内服以汤药、成药、膏方等方式为主，以中医整体观作为主导思想进行五脏调平，同时兼顾消肿散结、安神助眠、健脾开胃等对症治疗。

外治法的选择上，除常规的针灸、推拿、刮痧、拔罐外，秘制的"鹤年灵消贴"也是较为推荐的成熟选择。通过合理配伍和传统工艺制成的膏贴，能起到软坚散结、消肿止痛的效果，适用于气滞血瘀、经络瘀阻所致的各类结

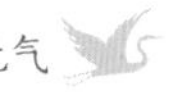

节、肿块，以及由此引起的肿痛或不适，临床上效果显著。如患者贾某，乳腺结节 4.0cm × 3.5cm，经过内服汤药 + 外用膏药治疗 1 个多月，结节缩小至 3.3cm × 2.8cm，目前持续用药中；患者胡某，皮下脂肪瘤（直径约 1.0cm），外用膏药 3 周，脂肪瘤消失；患者刘某，双侧甲状腺多发结节伴甲状腺肿大，内服汤药 + 外用膏药 3 个多月，结节减少、缩小，且甲状腺肿得以缓解。

女性的乳房，自古便是美好和生育的象征，可是花朵终归会凋落，美人也终要面临迟暮。但即便凛冬已至，我们要做的不是怀念盛夏的味道，而是裹紧霓裳，抵御寒冬。无论乳腺癌或其他癌症，请不要纠结于何为最正确的选择，治疗注定是伴随遗憾的，唯有考虑周全，选择眼下最适宜的方法，并坚持用下去，相信药物、相信医生、相信自己，奇迹，将会在坚韧抗战之中酝酿而生。

浅谈肺炎与肺癌的关系

随着新冠肺炎的扩散，常有患者提问："肺炎与肺癌是什么关系？患了肺炎会导致肺癌吗？"要回答这个问题，首先要知道什么是肺炎，什么是肺癌。

肺炎（pneumonia）：指终末气道、肺泡和肺间质的炎症，可由病原微生物、理化因素、免疫损伤、过敏及药物所致。

原发性支气管癌（primary bronchogenic carcinoma）：简称肺癌，为起源于支气管黏膜或腺体的恶性肿瘤。

通常来说，肺炎与肺癌属于两种不同的呼吸系统疾病，一般的肺炎不会转变成肺癌。但二者病位相同，仍有着一定关联。

肺癌可引发肺炎：因肺癌的占位导致气管阻塞，分泌物无法排出将致使感染，引起阻塞性肺炎，通常此类肺炎因肿块的存在会反复发作，迁延不愈。

肺炎可埋下肺癌隐患：肺炎通常是急性发作，发作时会引起其他呼吸系统问题，若治疗不当，可导致慢性疾病遗留，如慢性支气管炎、哮喘、肺气肿、慢性阻塞性肺病、肺源性心脏病等。而长期处于炎症状态，或痰浊、瘀血阻肺，都可能使正常细胞变异，从而发展为肿瘤。

鉴别

肺癌与肺炎的鉴别通常较为容易。肺癌影像上多表现为团块状阴影，边界清楚，边缘有毛刺，可伴偏心空洞等；而肺炎多呈片状阴影，边界不清，其中，大叶性肺炎多以叶段分布，小叶性肺炎多沿支气管走行分布。

而不典型肺炎（如肺炎性假瘤），与肺癌鉴别起来则有一定难度，需要结合临床表现和其他实验室检查。对于“肺部阴影”性质待查的患者，诊断时不能过于武断。

此外，肺炎性肺癌与大叶性肺炎在影像上的表现相近，对于经抗感染治疗后无效的肺炎应当意识到肺癌的可能。

治疗

中医认为，肺炎主要由外感六淫所致，主要证型包括风寒闭肺、风热犯肺、痰浊壅肺、痰热郁肺、寒湿阻肺等；也有外感兼有体虚的情况，如阴虚肺热、肺脾气虚等。所谓“异病同治”，肺癌和肺炎在治疗上有时思路是相同的，若二者证型相同，临床症状相似，病虽不同，治法用药却可兼容。

肺炎多属急病，此次新冠肺炎也不例外，只要治疗得当，通常不会留有后遗症，更不会发展为肺癌。

虽疫情局势波动起伏，常有复发之象，但社会各方之努力、治疗手段之添新、治愈患者之增加，让人欣慰，使人感动。朋友们请安坐家中，不日必闻决胜千里之讯。

中医免疫康复疗法防治肺癌

新冠肺炎疫情暴发后，北京医院所实施的“门诊患者核酸检测、住院患者胸片检查”的防控方案，是朴素却行之有效的防疫方法。恰恰是这个举措，导致越来越多的肺结节及肺癌、食管癌等被早期诊断出来，几乎每个门诊都会遇到几例

 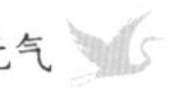

类似情况，患者们普遍都很紧张："肺结节需要治疗吗？会不会发展成癌症？"

一、肺结节不等于癌症

通常来说，肺结节是"被肺实质完全包围、界限清楚且直径≤ 30mm 的病变"，CT 影像上多表现为圆形、类圆形或磨玻璃样形态（阴影大于 3cm 则称为肿块影，其恶性可能更高）。《柳叶刀》曾发表的一项研究结果显示，由于低剂量 CT 扫描的普及，肺癌仅占偶发性肺结节病因的 1%。不可以将肺部结节妖魔化，但也不能小看肺部结节。病理学检查为肺癌诊断的"金标准"，遇到肺结节切勿妄自揣摩，引起心理、身体的负担和病变。

二、哪些肺结节可能是癌症

如果结节直径在 1cm 左右，或定期检查不断增大、变实等，就要警惕早期肺癌的可能。另外，多发结节、有肿瘤家族史等也应格外重视。对于 0.6cm 以内的肺微小结节，由于生长较为缓慢，无须过于担心。很小的磨玻璃结节可不急于手术，但一定要定期观察。目前，专家共识是，0.6cm 以内的结节，建议间隔 9~12 个月复查，主要观察结节的大小、磨玻璃中出现实性成分多少等；结节直径在 0.6~1cm，推荐间隔 3~4 个月复查，一旦露出恶性征象，就要及时切除，不影响预后。

几乎所有肺结节（包括早期肺癌）患者均无明显症状，所以如果发现肺结节，定期观察是最为理智的做法。即使结节直径超过 1cm，也不要匆忙手术，在确定结节有增长趋势或出现症状后再做定夺。中医治疗肺部结节，一方面通过清补肺气、软坚散结、化痰消瘀等方法，控制缩小 / 消除肺结节；另一方面改变患者肺的环境，增强患者免疫力，防止结节再次出现。此外，还可以运用外治法，配合内服中药达到缩减 / 消除结节的目的。

三、肺癌常见的类型

肺癌包括腺型细胞癌、鳞状细胞癌、小细胞癌和大细胞癌几种类型。支气管腺癌是一个特殊病种，它具有各种各样的成分，组织学上的结构很规则，分裂形状很少。中心肺癌与支气管通畅程度有关，支气管越不通畅，病情越严重，其表现是干咳或伴有分泌物的咳嗽；当癌组织脱落时则咯血，胸疼常伴胸膜受侵、支气管梗阻时发生肺不张或阻塞性肺气肿；当支气管完全不通时其相应肺段和肺叶换气宣告中止，同时导致梗阻部远端分泌物和炎症的发生，此谓之阻塞性肺炎。这种患者常常有典型发热，有时癌瘤组织脱落或黏液性栓子排出，使支气管再度通畅，阻塞性肺炎随之消失。还有一些小支气管周围的肺癌患者，有可能在一段相当长时间内无症状，有时在 X 线检查时才发现癌瘤穿透胸膜，在较大支气管被压时才出现各种各样症状。

四、肺癌的病变范围

许多医学专家和学术中心把肺癌分为广泛性和局限性两种。病变局限一侧胸腔，包括同侧纵隔、斜角肌和下颌淋巴结的属于局限性；其余属于广泛性病变。上述情况开胸探查有一定死亡率和并发症，因此事先明确不能治疗和不利于手术的病例极为重要，经详细检查如确认患者不可能治愈，而且若行手术有加速死亡者，应坚决免除开胸探查。

五、有下列情况者预后不良

- 局部或远处淋巴结转移，包括纵隔淋巴结转移
- 远处或胸外转移，如对侧肺、骨、脑等
- 有胸水经细胞学检查阳性
- 喉返神经或纵隔神经麻痹
- 术前诊断为小细胞癌

上述均属相对治疗困难的情况。

六、中草药治疗肺癌情况

经临床观察，中草药治疗大小细胞癌预后稍差，对鳞型肺癌疗效明显。据 1988 年 4 月 27 日至 1988 年 9 月 27 日，共接诊肺癌患者 217 人，其中可供疗效分析的有 105 人。在这 105 人中，治愈 1 例，显效 24 例，好转 51 例，病情稳定 23 例，恶化 6 例，总有效率达 94%，其中尤以鳞型病例疗效最为突出。

肺癌常用中药：百部、瓜蒌、薤白、紫菀、款冬花、白花蛇舌草、半边莲、半枝莲、远志、拳参、虎杖、橘红、陈皮、水红花子。

如有胸水加用葶苈子、海浮石、细木通、旱莲草、车前草。发现恶病质，消

瘦者，可加用白英、仙鹤草、生地、熟地、当归、白芍、鸡血藤、虎杖。血红蛋白降到5g时，可加用生地、熟地、当归、白芍、鸡血藤、威灵仙、首乌藤。肋骨转移兼发热38℃以上不退者，重加忍冬藤、紫浮萍、山慈菇、蒲公英、虎杖、紫参、半边莲、石膏、地骨皮、桑白皮、青蒿、生鳖甲。胸闷气急，白沫痰，可加用远志、瓜蒌皮、薤白、桑白皮、百部、半夏曲、陈皮、枇杷叶、苏子、莱菔子。发现颈淋巴转移，加用夏枯草、海藻、昆布、忍冬藤、白蒺藜、山慈菇。如转移骨骼，疼痛不止，遍及周身骨质，兼有发热者，可重用川楝子、延胡索、忍冬藤、威灵仙、豨莶草、石见穿、虎杖、拳参、石膏、丹皮、柴胡、鳖甲、青蒿、地皮骨、石斛。不思饮食，咯血者，酌加血余炭、地榆、荷叶、阿胶、侧柏叶、鸡内金、谷麦芽、陈皮、六神曲。

肺癌脑转移症状有剧烈头疼，恶心呕吐，视物模糊。常用中药：紫石英、石菖蒲、夜交藤、白蒺藜、紫贝齿、双钩藤、地龙、川楝子、延胡索、僵蚕、蔓荆子、石见穿、生龙齿、生熟地、水红花子、密蒙花、沙蒺藜。

肺部结节：不可错杀，不可轻纵

首都医科大学肺癌诊疗中心主任支修益曾在采访中说："目前肺癌已长期占据我国恶性肿瘤发病率、死亡率的第一位。随着胸部CT的普及，更多的肺部小结节走进大众视野，其中磨玻璃样病变占了相当的比例。肺部磨玻璃结节有些是良性病变，有些是原位癌，又有些是微浸润癌，甚至有些结节会成为浸润性肺腺癌。但仅凭一次的胸部CT，不足以支持医生做出最终的诊断。所以胸外科在对于肺部小结节的处理上，均反复强调一点：发现肺部磨玻璃结节，不必急于手术！要留出一个观察期，观察期可能需要3个月或半年，复查时除了胸部CT检查，还需要结合肿瘤标志物、肺癌抗体的检查结果。"

原位癌就是指癌细胞只出现在上皮层内，而未破坏基底膜或侵入其下的间质或真皮组织，更没有发生浸润和远处转移，所以原位癌有时也被称为"浸润前癌"或"0期癌"。

微浸润腺癌指一类早期肺腺癌，主要以贴壁方式生长，且病灶中任一浸润病变的最大直径≤5mm，不伴有浸润胸膜、血管、淋巴管或肿瘤性坏死。

浸润癌是癌症的一种形式，它的特点是肿瘤形状不规则、具有破坏性，呈网状的浸润性形式，是原位癌细胞突破基底膜后形成的。一般情况下，从原位癌发展成浸润癌要经过几年甚至十几年，早期浸润癌一般不会出现转移，在此阶段，癌细胞没有毛细血管网可提供营养，所以癌灶扩散很慢。大多数临床发现癌症时已处于浸润癌时期，因为原位癌既无症状，常规检查也难以发现。

2021年1月1日至2021年3月10日短短两月余的时间里，接诊各类肺结节患者166例（其中初诊患者55例，复诊患者111例，复诊率达66.87%）。仅3月10日当天便接诊肺结节患者6例（其中恶性结节2例）。在数以万计的临床实践下，我总结出与支修益教授相同的观点：肺部结节，不可错杀，不可轻纵。

“不可错杀”指的是患者不要在恐慌情绪下盲目手术。盲目手术极可能造成无法挽回的伤痛或没必要的过度治疗，身心受损的同时也产生经济负担。

“不可轻纵”则是发现肺部结节后，应当客观、理智地面对，改变自身不良习惯（如戒烟、戴口罩、远离污染源等），调整生活作息方式，增加运动，合理膳食。同时，对于已伴随出现肺系症状的患者（如咳嗽、咳痰等），应当积极寻求治疗和调理，以求改善症状，控制结节发展。而“中医治未病”能很好地填补西医观察期的空白阶段，增强个人的机体修复功能，是行之有效的控制 / 消除结节的手段。

自古中医并无肺结节的概念，但中医肺系病症（肺痈、肺痿、肺痨、肺胀等）涵盖了大部分肺结节的表现。对于肺结节这种实体性占位，中医学多认为其由气滞、痰浊、瘀血等因素逐渐汇聚而成，又间杂了气血、阴阳、肺脾肾的失衡。故在预防或治疗时，应兼顾祛邪与补虚、治标与治本，恢复脏腑功能，增强肺系免疫力。

西医学对于肺结节的认识更为客观，但无论如何剖析其形态、描述其内在、观察其血流供应，我们都应该知道：肺结节是缓慢积聚而成的，中西医专家之所以不约而同提出“不可错杀，不可轻纵”的观点，也正是源于此。这正如“强秦非一日而成”“秦蚕食诸国之地而统一”，面对逐渐强大、不断扩张的敌人，不可“赌命一战而分胜负”，应观望天时、掌握地利、谋取人和，遏制其发展，制止其劫掠，内部安稳人心、强化部队，外部渗透敌军，里应外合，多管齐下，如此方能获得最终的胜利。

肺结节，类似于田地上本应是种稻谷，但同时也会产生杂草，这时候不仅要把杂草拔掉，更重要的是改善土壤的结构，让田地不再具备产生杂草的环境，抑制杂草的产生；同时保护好庄稼，不能为了拔掉杂草就毁坏了稻谷。这就是中医标本兼治、早期干预肺结节的思路。

肺结节观察期，不如主动出击

肺部结节是一种影像学概念，若本人无明显胸肺症状，中医视其为“未病”范畴，适宜于采用中医药进行早期干预。肺结节的病因以感染、吸烟、环境污染、遗传、体质及免疫力低下等因素为主，故防治肺结节不仅需要中医药的帮助，还需要调整个人生活习惯（如戒烟、远离污染源）、饮食（食疗）、运动、心理疏导等多种途径相辅助。

2021 年 4 月 7 日，董先生（化名）在患者康复群中发来了肺结节缩小、消失的好消息，引发了群中成员的讨论，大家纷纷献上了祝福（图 2–8）。

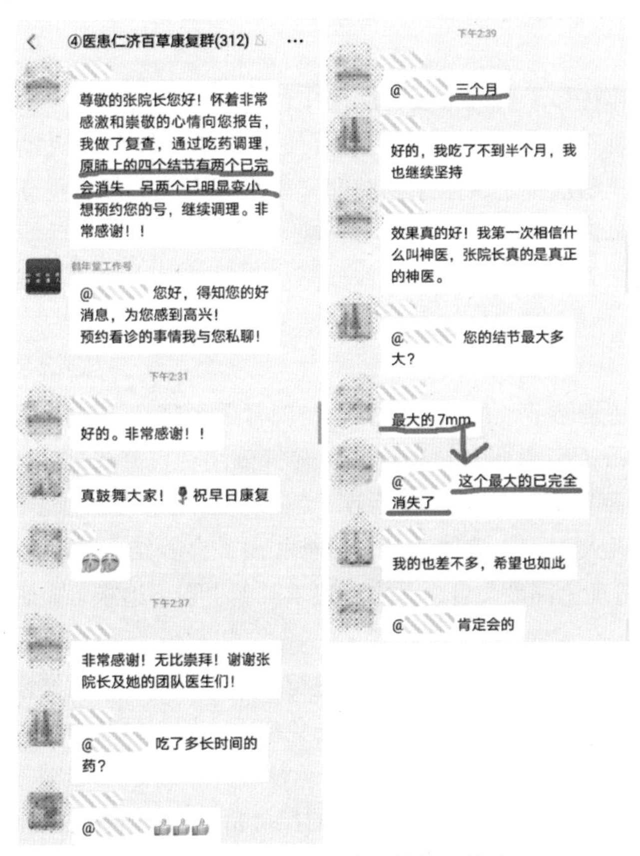

图 2–8　康复群中患者间的相互鼓励

回顾董先生的病历，其早在2018年查出肺部磨玻璃结节，两年来定期复查显示结节数量增多，且尺寸也有增长，胸部CT显示两肺下叶结节较大者直径约7mm。

2020年末，经辨证诊断，给予其中药汤剂+膏方的治疗方案。用药思路围绕清肺补气、散结解毒展开，此外根据患者情况加入活血、益肾、健脾、利湿等药物化裁而成，处方既增强体质，提高自身免疫力，也着眼于消散结节。鉴于肺部结节乃慢性日久而成，非汤药便能朝夕清除，建议将桑黄灵芝、无柄灵芝等灵芝制成野生灵芝六芝膏，配合汤药，用以消除结节。

董先生依此方案服药，至2021年3月复查，CT显示右下肺基底段两枚结节消失［包括较大的（直径7mm）结节］。

本案中董先生并无明显症状，故治疗方案至此足以。而对于胸肺症状明显（如胸闷、咳嗽、气喘等），或尺寸过大（包括直径大于10mm者）的肺结节/肺癌患者，我们则会更注重抗肿瘤、散结药物的搭配及剂量，且可根据情况外用膏贴，内服外治，在消除肿块的同时使得症状得以改善。

甲状腺癌肺转移患者许女士，服用中药的同时外用鹤年灵消贴，肺胸部疼痛明显减轻。她在微信中留言道："今天是我第10次贴鹤年灵消贴，汇报一下我的感受。第一贴最神了，刚贴到肺俞穴就感到空气突然变得新鲜，吸入量也增加了。我是每天中午1点左右贴上，晚上9点取掉，贴上后便没有再感到胸部疼痛，但第二天早上起来又略有些痛感。整体来说症状明显减轻，真心谢谢你们！"

无论肿瘤还是结节，虽病位在肺，与脾肾关系密切，实属全身系统疾病的局部反应。多乃正气虚弱、邪毒侵袭、肺气郁闭、宣降失司，以至痰凝血瘀，阻塞经络，从而形成肿块。论及治疗，需要全身心、多方面、持久地调理干预，恰与中医天人相应、整体恒动、形神相俱、食养结合、动静相宜、未病先防、既病防变等理论高度契合，是中医追求脏腑平衡、追求气血阴阳平衡的落地实施。

可用"中医治未病"的思路对结节进行早期干预，药在病先，填补西医观察期的空白，达到提高机体修复功能，增强免疫力，控制结节增长，甚至缩减消除结节的目的！

秉承父亲"仁心仁术、济世济人"的仁济精神，在先辈"中西医结合""中医免疫疗法"的基础上，融入了更为丰富的诊疗内容，形成"中医免疫康复疗

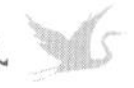

法”，使得肿块结节的防治更为系统化、可控化。简而言之，可归纳如下。

内服外治多途径，
饮食运动宜相应，
医患配合须交心，
守正出击可防控。

肺癌消殒案：春风有信，秋月无边

平年近半，徐风卷着花香，酝酿着夜短昼长；好事常有，夏月含着春光，又收获青笋莽莽。

案例一 乳腺癌术后，疑似肺转移

2017 年 1 月，冯女士（化名）接受了右乳癌保乳手术，术后发现颈部淋巴结转移，后接受 30 次放疗。因患者素有甲状腺结节、肝囊肿，而此番治疗后又新发双肺结节（较大者直径 6mm），虽然医生表示此结节未必是肺转移，但疾病越治越多，仍给冯女士带来了莫大的心理压力。

在朋友的介绍下，冯女士求医于我院。考虑到患者此时正服用内分泌药物（阿那曲唑），且已有多发子宫肌瘤（阔韧带、浆膜下、肌壁间，较大者 6.8cm × 6.3cm × 4.7cm），故根据当下辨证情况，予以疏肝解郁、濡养胞宫、消瘿散结的治疗思路，防养结合，权变应机。

优先干预甲状腺及子宫的问题，是为了防止生变。但疲于服药的冯女士怀抱着“一切了之”的心情，不久便于 2018 年 2 月接受了双侧甲状腺切除术，病理显示为甲状腺乳头状癌。术后，主刀医生感叹于治疗及时，应不会有其他遗留问题。只可惜，本不愿意再多服药的冯女士，手术后不得不再加上一样甲状腺激素药物。

正所谓“按倒葫芦起了瓢”，2019 年，冯女士的肺结节开始逐渐增大、饱满，至 2019 年末，左肺上叶磨玻璃结节直径约 9.1mm，右肺上叶磨玻璃结节直径约 5mm，右肺下叶磨玻璃结节直径约 7mm，胸骨后脂肪间隙结节直径约 11mm。

停用中药已有一段时间的冯女士此时又想起中医中药，2020 年 12 月，我再次为冯女士主诊。此番，剑指肺邪，上下交通气机，以求脏腑平衡；补气养阴润燥，增强肺脾功能，补土生金；清热散结消肿，辅以引经药直达病所，斩关夺隘；益肾添髓，金水相生，巩固“气之根”大本营。冯女士依此方加减服药五月余，体力增长，精力充沛，心情亦十分愉悦。2021 年 4 月再行复查时，双肺多发肿块皆稳定未再增长，其中右肺下叶磨玻璃结节竟消失不见。

小小的一点进步却让冯女士的内心如沐春风，满怀希望。她的治疗仍在继续，相信在中医药的帮助下，其他结节的缩减亦将有望实现！

案例二 肺腺癌

梁女士（化名）是在咯血之后发现的肺部肿块（左肺下叶不规则肿物，大小 5.1cm × 3.2cm，左肺门、左锁骨上、纵隔上多发淋巴结，转移不除外），不久经气管镜取活检确诊肺腺癌。由于不满足手术条件，梁女士及家人决定保守治疗。

自 2020 年 3 月至 2021 年 4 月，梁女士先后接受我院中医治疗 9 诊次，在使用汤药宽胸理气、抗癌散结的基础上，又为患者调配了具有消肿散结的外用贴膏（鹤年灵消贴，贴于肺俞穴）。如此内服外治，梁女士不仅肺部肿块得以缩小，左肺下叶团块大小约 2.5cm × 1.7cm × 1.5cm（原为 5.1cm × 3.2cm），且其肿瘤标志物亦恢复正常（2020 年 1 月，CEA 为 10.7ng/ml；2020 年 9 月，降为 2.26ng/ml。CEA 正常值为 0~5ng/ml）。

无论是以“中医治未病”的视角看待早期结节，还是运用“中医免疫康复疗法”干预恶性结节，肺结节都是可防、可治、可控的。与其将肺结节视作黑暗中的阴影、潜在的威胁，不如抱着一颗积极的心，在春日里尽早行动，在夏月间除草灌溉，待秋风起时自然可收获健康的结晶。

中医免疫康复疗法在食管癌中的应用

一、食管癌的发生、分布及原因

中医学对食管癌早有记载，在两千年前，我们祖先已有类似食管癌症状的记载，如《素问 · 阴阳别论》曰：“三阳结谓之隔。”《素问 · 至真要大论》曰：“饮食不下，膈咽不通，食则呕。”《灵枢 · 邪气脏腑病形》记载：“食饮入而还出，

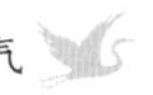

后沃沫。”《素问·通评虚实论》记载：“隔塞闭绝，上下不通，则暴忧之病也。”医圣张仲景治疗反胃呕吐用大半夏汤，呕吐吞咽不下用小半夏汤，心下痞硬、噫气难除用旋覆花代赭石汤。《杂病广要》曰：“食噎者，食无多少，唯胸中苦塞，常痛，不得喘息。”宋朝《济生方》指出：“其为病也，令人胸膈痞闷，呕逆噎塞，妨碍饮食，胸痛彻背，或胁下支满，或心忡喜忘，咽噎气不舒。”

一般认为，食管癌与饮酒、吸烟、食热物及各种调味料、饮料有关，也有人认为与摄入亚硝胺有关，但均未被证实。有些国家认为酒精中毒与消化道癌及肝癌发生有关。

二、食管癌的发生部位

食管在解剖上分颈、胸、腹段，其中胸段又分为上、中、下三段。食管癌的好发部位不尽相同，但以胸中段最多见，占52.69%~63.33%；下段次之，占24.93%~38.92%；上段最次之，占2.8%~14.10%。

三、食管癌临床病理分期

食管癌分型根据外科手术标本上观察，早期分为隐状型、糜烂型、乳头型及斑块型。其中斑块型最多见，占早期食管癌的1/2左右；糜烂型食管癌早期占1/3左右；隐伏型癌细胞分化较差，病变最早，均为原位癌灶，仅占早期癌的1/10左右。乳头型病变最晚，细胞分化一般较好，但手术所见属原位癌的较少。

中晚期食管癌可分为髓质型、蕈伞型、缩窄型、未定型、腔内型和溃疡型。其中髓质型恶性程度最强，约占中晚期食管癌的1/2。此型食管癌细胞侵犯食管各层，同时向食管腔内外以及食管周围结缔组织扩展，癌细胞分化程度均不一样。蕈伞型占中晚期食管癌的1/5~1/6，癌瘤多呈圆形或卵圆形肿块，向食管腔内呈蕈伞状突起，累及食管壁大部。缩窄型和溃疡型各约占晚期食管癌的1/10。溃疡型表面多有较深的溃疡和出血，梗阻较晚。缩窄型呈环形生长，多累及食管四壁，食管黏膜呈向心性收缩，故出现梗阻较早，但转移和出血较晚。腔内型较为少见，癌瘤突向食管腔内多呈圆形或卵圆形隆起，生有蒂与食管壁相连，表面有糜烂的溃疡，癌瘤多侵入肌层。

四、食管癌组织学分型

- 食管癌中鳞状细胞癌为最多见，大部分发生在食管上段和中段。
- 腺癌比较少见，多发生在食管下段。腺癌又可分为单纯腺癌、腺鳞癌、黏液表皮样癌和腺样囊性癌。
- 未分化癌少见，但恶性程度高。

五、食管癌扩散转移问题

食管癌开始时，直接渗透黏膜和黏膜下层，很快局部扩散，渗透到浆膜层并覆盖食管壁全层，也经常侵犯邻近器官。早期经淋巴系统和血管转移，按癌瘤部位顺序转移，食管上、中、下段逐渐受侵，波及颈部、锁骨上、纵隔上，并延伸到膈下淋巴结，最后转移到腔静脉系统。远处则向肺、肝和骨骼转移。在明确诊断时淋巴结远处转移占 50%。食管上段转移可侵入喉部、气管、颈部软组织，有的侵入甲状腺。食管癌中段可侵及支气管、胸导管、奇静脉、肺门及肺组织，也有的侵入主动脉形成主动脉食管瘘，引起大出血造成死亡。食管下段癌可侵犯贲门和心包。总之，食管附近器官直接受累者占 1/2。

食管癌淋巴结的转移：中段食管癌经常转移到食管旁或肺门淋巴结，也可转移到颈部、贲门周围及胃左动脉淋巴结。下段食管癌常转移到食管旁、贲门旁、胃左动脉旁或腹腔淋巴结，偶见转移到上纵隔及颈部淋巴结的。病例统计证明，淋巴结转移占 2/3 左右，其转移顺序依次为纵隔、腹部食管、气管旁、肺门和气管支气管。

血行转移：血液转移多见于晚期患者，最常见的为肝和肺部，转移肝的占 1/4，转移肺的占 1/5，其转移顺序为骨、肾及肾上腺、胸膜、网膜、胰腺、心脏、甲状腺和脑等。

六、食管癌的症状

早期症状为下咽有梗阻感，可自行缓解和复发，不影响进食，常在患者激动时发生，因此易被误认为功能阻碍。胸骨后的剑突下时有疼痛，当食物下咽时感觉胸骨后剑突下呈灼热感，针刺样牵扯痛感，咽粗糙性食物、灼热或刺激性食物时尤为显著。疼痛开始呈间歇性，当癌瘤发生穿孔或浸及附近组织时呈剧痛或持

续性疼痛，疼痛部位与癌瘤部位不一致，疼痛可被解痉剂暂时缓解。食管癌后期症状以就诊时下咽困难为主，但已是食管癌晚期。因为食管有扩张力和弹性，只有 2/3 食管径被癌瘤浸润时才会出现吞咽困难，所以在患病几个月后病情逐渐加重，由不能咽固体食物到半固体及流质食物。如癌瘤伴有食管壁炎症，引起水肿和痉挛，则更加重食物下咽困难。

七、食管癌的诊断

凡是遇有下咽食物有梗噎感，剑突下及胸骨后疼痛，食物通过缓慢或有异物感，下咽困难，食物反流等症状，首先要考虑食管癌变的可能，通过详细询问病史、症状分析及实验室检查一般不会误诊，确诊也不难。

八、食管癌应与下列疾病患者相鉴别

食管贲门弛缓症：患者年龄较轻，女性多于男性，病程较长，病状时有时无，X 线钡餐检查可见食管下段有光滑的漏斗型狭窄，用解痉剂可见扩张。食管黏膜呈规则型，在狭窄上段中度或极度扩张。

食管良性狭窄：可由误食腐蚀剂灼伤食管，或异物损伤造成慢性溃疡形成瘢痕所致。病程较长，吞咽困难发展到一定程度时不再进展。详细询问病史和 X 线钡餐检查不难鉴别。

食管良性肿瘤：很少见平滑肌瘤，病程较长，下咽困难常为间歇性，X 线钡餐检查食管呈圆形、卵圆形或分叶状充盈缺损，边缘整齐，周围黏膜正常。

癔球症（中医谓之“梅核气”）：有些癔病患者咽部有球状异物感，进食时消失，女性多见，常因精神因素而诱发。实际食管无器质性病变，容易与食管癌鉴别。

缺铁性假膜性食管炎：多见女性，除吞咽困难外，尚有小细胞低血色素性贫血、舌炎、胃酸缺乏及反甲等表现。

食管周围器官病变：如纵隔肿瘤、甲状腺肿大、主动脉瘤及心脏扩大等，有时可压迫食管出现吞咽困难，除纵隔肿瘤侵及食管外，X 线钡餐检查食管有光滑的压迹，黏膜纹正常。

九、食管癌的治疗

正常上皮细胞增殖周期在人体消化道中时间最长，早期经细胞学检查发现癌细胞，X线食管钡餐检查食管黏膜正常。由轻微病变到晚期浸润癌常需2~3年，甚或更长时间。据报道个别病例带瘤生存可达6年之久。所以食管癌早期治疗效果好，晚期病例若治疗得当，也可向好的方向发展。无论何种类型，中医中药治疗均可以提高患者免疫功能，纠正化疗、放疗的副作用。采用中药治疗可达到下列目的：抑制癌细胞的生长和缩小病灶；减轻症状、增强免疫功能；保护正常细胞不受损伤。

父亲与我在1988年9月7日至1988年12月7日，接诊各种癌症患者416人，食管癌占129人，其中复诊64人，减轻17人，好转20人，显效7人，无效及恶化20人，有效率占69%。常用中药：白花蛇舌草、半枝莲、虎杖、拳参、山慈菇、龙葵、豨莶草、威灵仙。减轻症状中药：川楝子、延胡索、乌药、石见穿、水红花子、代赭石、旋覆花、青礞石、竹茹、莱菔子、仙鹤草、鸡血藤、姜半夏。血红蛋白降低，体重下降，消瘦明显者加用：生熟地、仙鹤草、鸡血藤、川芎、当归身、白芍、鸡内金、生谷芽、阿胶、黄芪、党参。

施派三代医者治疗“噎膈症”

施今墨医案

程某，男，65岁。患胃病已20余年，膨闷胀满，时常作痛，经治多年，时轻时重，迄未痊愈。近年来每服沉香化滞丸病痛减轻，遂赖此药维持。近2个月虽服前药，不但症状不减，又增下咽困难，固体食物尤为困难，咽下旋即吐出，嗳气频频，口涎极多，每日只食流食少许，日渐消瘦，大便隔日1次。经医院检查为食管下端狭窄。患者吸烟，无饮酒嗜好。舌苔垢腻，脉象沉涩。

【辨证立法】久患胃病，脾胃已伤，气机不顺，上逆而呕。消化力弱，积滞不散，胀满嗳气频频，当以降逆行气消积法治之。

【处方】干薤白10g，紫厚朴5g，全瓜蒌18g，炒枳壳5g，怀牛膝10g，焦

 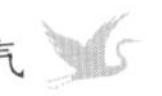

内金 10g，砂仁 3g，代赭石 15g，蔻仁 3g，旋覆花 6g，北沙参 3g，广皮炭 6g，莱菔子 6g，桃仁 6g，莱菔缨 6g，杏仁 6g，丹参 12g（米炒），白芝麻 30g（生研）。

二诊：服药 4 剂，胀痛、呕逆、嗳气均见好转，唯食欲不振，仍不能咽固体食物。前方去怀牛膝、焦内金、北沙参，加丁香 2g、柿蒂 6g、茜草根 6g。

三诊：连服 2 剂，呕逆已止，胀痛减轻，嗳气渐少。处方：薤白 10g，火麻仁 15g，全瓜蒌 18g，白芝麻 30g（生研），莱菔子 6g，莱菔缨 6g，杏仁泥 6g，代赭石 15g，广皮炭 6g，旋覆花 6g，炙草梢 6g，分心木 10g，半夏 6g，苦桔梗 5g，建神曲 6g，炒枳壳 5g。

四诊：服药 4 剂，除仍不能咽固体食物外，余症均大为减轻，食量亦增。前方中加娑罗子 10g 作常服方。

【解读】本病为食管狭窄症，据患者之子云："医院检查食管下端有萎缩现象，原因未明。"施师则以降逆、理气、消积之法治之，症状逐渐消失。前后曾用旋覆代赭石汤、瓜蒌薤白散、丹参饮、济生瓜蒌实丸、半夏汤等方化裁。白芝麻润燥除噎、通便，治呃逆嗳气，颇有实效。分心木即核桃果核内的木质隔膜，善理胸膈之气，而收消胀宽胸之功。

张仁济医案

李某，女，56 岁。患者在北京某医院确诊为中段食管癌，于 1987 年 5 月来我处就诊。蕈伞型，有水肿，吞咽困难，米粒不进、水浆不入。经食管癌Ⅰ、Ⅱ号交替服用各 4 剂后，水肿消减，能进牛奶 250ml 及流质，服 30 剂后能进半固体食物。服药已三年余，健康如常人。

【食管癌Ⅰ号】青礞石、代赭石、枳壳、沉香块、白花蛇舌草、莱菔子、党参、鸡内金、谷麦芽、姜半夏。

【食管癌Ⅱ号】忍冬藤、蒲公英、沉香块、代赭石、川楝子、延胡索、石见穿、板蓝根、半枝莲、竹茹、紫花地丁。

【解读】食管癌Ⅰ号适用于食管噎阻明显，已有吞咽困难症状者；食管癌Ⅱ号适用于肿块压迫导致疼痛明显者。

张大宁医案

邓某，女，67 岁。1998 年，患者出现吞咽阻塞感，次年 4 月症状加重，经胃镜检查取活检，确诊为食管中段鳞癌。后行手术切除，术后病理示：气管旁淋巴结 1/1 肿大，其余 3/13 肿大，未见转移灶。1999 年 10 月 22 日，患者食后腹胀、消化不良；大便较稀，不成形，每日3~4次；畏寒，消瘦，乏力，眠可。

【处方】党参、黄芪、川楝子、延胡索、虎杖、半边莲、拳参、猫爪草、白花蛇舌草、水红花子、石见穿、鸡内金、炒谷芽、炒麦芽、炒神曲、莱菔子、木香、乌药、吴茱萸、干姜、陈皮、茯苓、补骨脂、菟丝子、生杜仲、川断、桑寄生、牛膝、五倍子、鸡血藤、仙鹤草，15剂。

二诊：11月12日，服药后纳可、腹泻减少，唯进冷食易腹泻，余无异常。前方加温中固肠的肉豆蔻，服用15剂后腹泻缓解。

后以此方微调服用60剂，停药后两年余状态平稳，无腹胀、消化不良等症状，体重增长，精力体力足。2002年4月，患者因胃内不适、反酸恶心、偶有呕吐入院检查，胃镜显示胃炎，未见食管癌复发、转移征象。2016年，患者因摔伤不幸去世，终年85岁。

【解读】本案为食管癌术后，患者此时已无食管癌常见之噎食，但因手术创伤，出现消化不良、体力虚弱等后遗症状，加之淋巴结肿大，防转移、防复发、恢复体力是此时紧要目的。处方时以具有抗肿瘤效果的清热药配合消肿散结药，防止癌细胞的复发和转移；以补气血、益肾精、健脾胃等方式强壮体质；最后根据患者临床表现，酌情投药缓解症状。

病案分析

病案一，施今墨先生所治为萎缩性“噎膈症”，张锡纯曾评论此病：因胃上脘枯槁痿缩致成噎膈者，以代赭石配养血理气之药可愈……因胃上脘生瘤赘以致成噎膈者，较他种噎膈亦甚难治。

病案二恰是“瘤赘噎膈”，父亲张仁济糅合中西，化痰散结、理气消肿与抗肿瘤药理并用，逆转困境，使患者不再噎食。

病案三则为食管癌术后康复，如何使5年生存率仅有40%的食管癌患者延长生命，提高生活质量是本案根结。尤其检查发现淋巴结肿大，虽未见转移，但仍与癌肿侵犯有关，需提早针对处理。

随着时间的推进、知识的更新、疾病谱的改变，施派三代医者所用处方时有更新变化，但中西医结合、辨病辨证理论、对药的应用、气血辨证等精髓仍一脉相承，先辈留下的宝贵经验在中医治疗癌症的道路上大放光彩。

胃癌手术前，一个电话改变了后半生

蔺老是个极有生活情趣的人，黑白间杂的头发向后拢着，戴着金边眼镜，个子很高，看不出已过古稀之年。站在他面前能隐隐感觉到一股强大的气场，精神气儿十足。蔺老不仅样貌不凡，而且琴棋书画样样能行，西洋乐器萨克斯吹得尤其好，一手软笔书法更是神气畅然、浑厚有力。可是，2012 年的一次胃痛差点让他失去大半个胃。

2012 年 2 月，蔺老因一个月的“上腹疼痛”被北京某医院收治住院。经过一系列检查，病理结果显示:（胃窦）胃黏膜显急性及慢性炎伴轻度肠化。最终根据电子 EUS、PET–CT 确诊为：贲门下黏膜病变，胃早癌可能，拟行切除手术。蔺老的家人托人找到了医院最好的胃切除手术主刀大夫，并做好了随时手术的准备。《知情同意书》也签了，手术押金也交了，就等着过几天上手术台，但蔺老一颗忐忑的心却从未放下，心里的疑问也一直不曾消散。

身体不适伴随着疼痛让蔺老睁着眼躺到半夜，突然他想到了我这个老朋友。蔺老随即拿出电话拨了过来。蔺老把“到底要不要做胃切除手术”的疑虑，一口气说了出来。

听完后，我思考片刻答道:“五哥（我对蔺老的称呼），您的病到底需不需要手术，我们必须冷静分析一下。您今年已经 70 多了，还有高血压，虽说现在医学非常发达，手术肯定会很成功，可是术中的心脏病风险及其他意外是否会对身体造成损伤，谁也没有办法保证。

您提到的主刀医生的手术方案，最好的结果是贲门切了，胃切除 2/3，最坏的情况就是把胃全切了。这样的话，术后需少食多餐，身体的消化吸收功能肯定会大打折扣。贲门一旦切除，相当于食管与胃连接的单向阀门没有了，经常会出现胃里的东西反流到食管的状况，可能晚上睡觉都无法平躺，只能 30 度或者更高的角度躺着以减轻或避免反流。这样的生活状态您能不能接受？把这些问题考虑清楚了，要不要手术的问题也就迎刃而解了！”

听电话那头似有沉思，我接着说道:“以我对您的了解，建议您还是带瘤生存，提高生活质量，延长寿命！”蔺老听完，心里的大石头终于落下了！于是在电话里说道:“我肯定过不了术后没有胃的日子！您什么时候有门诊，我决定天一亮就收拾东西出院，找您开中药！”

这一决定吓坏了蔺老的家人。手术押金已交，人员都安排妥当，况且找了这么多关系，好不容易才紧急安排的手术，怎么能说不做就不做了呢？况且，吃中药就能治好吗？会不会耽误病情？到头来是不是还得做胃切除手术？出于对老友的信任，蔺老铁了心要出院，第二天就来到了我的诊室。

2012 年 2 月 11 日，蔺老走上了中医中药抗癌之路。3 个月后，家人要求蔺老去医院复查，看看病情如何，如果中医效果不佳，就赶紧手术。但这一提议被蔺老拒绝了。他说：“吃张大夫的中药，食欲不错，我感觉也挺好，吃了东西胃也不疼了。复查胃镜受罪不说，检查结果好，皆大欢喜，如果结果不好，岂不是给自己添堵？反正我也决定不做手术了！”2012 年 11 月，蔺老服药大半年后才去医院复查，结果是：病变范围缩小，困扰多年的幽门螺杆菌也转阴了。

从初次看病到 2017 年 11 月，蔺老先后就诊 60 余次，不仅保住了他的胃，也保住了他的健康，蔺老 5 年来生活如常，病情也十分稳定。回想起当年“逃离手术台”的经过，蔺老万分庆幸，又心有余悸，蔺老说：“认识张大夫是一个奇迹。是张大夫的一番分析，给了我信心，让我在犹豫不决时有了选择的方向。”

但他却不知，这番话源于老朋友间深厚的了解与情意，也源于我多年从医经验和替患者发自内心的考虑。以蔺老的性格与风骨，是无法接受胃切除手术后低质量的生活状态的。将患者的身体状态、精神状态，甚至脾气个性都纳入参考项，才能最终给出最好、最优的治疗建议。

2018 年 11 月，患者因脑出血去世，带瘤生存 6 年之久。

中医免疫康复疗法治疗肝癌

据 2020 年全球癌症最新统计报告显示，肝癌是我国癌症致死人数仅次于肺癌的恶性肿瘤。由于依靠血清甲胎蛋白（AFP）检测结合超声显像对高危人群的监测，使肝癌在亚临床阶段即可做出诊断，早期切除的远期效果尤为显著。加之积极综合治疗，已使肝癌的 5 年生存率有了显著提高。流行病学调查显示，中国肝癌发病率以东南沿海最高，其中江苏省启东市年均发病率高达 55.63/10 万人，死亡率为 47.93/10 万人。广西扶绥、广东顺德以及湖南、四川等地肝癌死亡率居

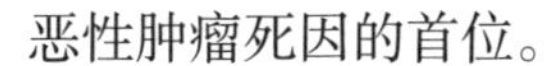

恶性肿瘤死因的首位。

经研究表明，中国肝癌的发生主要与乙型和丙型肝炎病毒感染、黄曲霉毒素、饮水污染等有关，一些农药、肝吸虫、遗传等因素也可能与肝癌的发病有关。已知的肝炎病毒至少有 A、B、C、D、E、G 等类型。肝癌患者中约有 1/3 的患者有慢性肝炎史，澳抗（HBsAg）阳性率明显高于低发区。已发现丙型肝炎病毒感染和乙型肝炎病毒的感染一样，与肝癌发病有密切关系，乙型肝炎病毒和丙型肝炎病毒肯定是促癌因素之一。肝癌患者中合并有肝硬化者占 50%~90%，近年来发现丙型病毒性肝炎发展为肝硬化的比例不低于乙型肝炎。动物实验证明，黄曲霉毒素 B_1 有强烈的致癌作用，存在于霉变的玉米、花生等食品中，食品被黄曲霉毒素 B_1 污染严重的地区，肝癌的发病率也较高。亚硝胺类、偶氮芥类、酒精、有机氯农药等均是可疑的致癌物质。一些饮用水常被多氯联苯、氯仿等污染，近年来发现池塘中生长的蓝绿藻是强烈的致癌植物，可污染水源。寄生虫病如华支睾吸虫感染可发生胆管炎、胆结石以及肝硬化等并发症，还可能诱发胆管癌、肝癌等恶性肿瘤。

一、肝癌的分类

原发性肝癌，是我国常见恶性肿瘤之一，死亡率极高，在恶性肿瘤死亡顺位中仅次于胃癌、食管癌居第三位。

继发性肝癌，又称转移性肝癌。最常出现肝转移的癌症包括胃癌、肺癌、胰腺癌、肠癌、乳腺癌、卵巢癌等。

按组织学分型可分为：肝细胞癌，即在肝叶的肝细胞发生的癌变，当前在我国乙型肝炎病毒感染是最重要的诱因；胆管细胞癌，即在胆管的上皮细胞发生的癌变；混合细胞癌。

二、肝癌的分型与分期

1. 肝癌的分型

单纯型：临床和化验检查无明显肝硬化表现者。

硬化型：有明显的肝硬化临床和化验表现者。

炎症型：病情发展迅速，并伴有持续癌性高热或血清谷丙转氨酶升高 1 倍以上者。

此外，还可以根据肿瘤的形态，将其分为巨块型、结节型、弥漫型等。

2. 肝癌的分期

Ⅰ期：早期没有明显症状，病灶 1~2 个，体积小（< 5cm），没有转移。

Ⅱ期：病灶数量增加，体积增大，局限于肝的一叶，没有腹腔淋巴结和远处转移。

Ⅲ期：肝癌组织已经超过半肝，伴有恶病质、远处转移、黄疸、腹水等症状。

三、肝癌的转移方式

肝内血行转移发生最早，侵犯门静脉形成癌栓最为常见，瘤栓脱落可在肝内引起多发性病灶。门静脉主干瘤栓阻塞可引起门静脉高血压和顽固性腹水。

肝外转移：血行转移以肺转移率最高。主要在肝静脉发生瘤栓逐渐伸展到下腔静脉，甚至达到右心室；或较少的瘤栓脱落入肺静脉，引起肺小动脉栓塞形成转移灶。血行转移可导致骨、肾上腺、脑等转移灶。

淋巴转移：肝癌转移肝门淋巴最多见，也有转移到主动脉旁、锁骨上、胰、脾等处淋巴结的。

种植转移：偶尔可见腹膜癌及血性腹水。也可见女性巨大卵巢转移癌。

四、肝癌的临床症状

肝区疼痛：最常见的是持续性钝痛或胀痛，由癌迅速生长使肝包膜绷紧所致肿瘤侵犯膈肌疼痛，可放射至右肩或右背；向右后生长的肿瘤可致右腰疼痛；突然发生剧烈腹痛和腹膜刺激征提示癌结节包膜下出血或向腹腔破溃。

消化道症状：胃纳减退，消化不良，恶心呕吐和腹泻等因缺乏特异性而易被忽视。

乏力、消瘦、全身衰弱等：晚期少数患者可呈恶病质。

发热：一般为低热，偶达 39℃以上，呈持续发热、午后低热或弛张型高热。发热与癌肿坏死产物吸收有关。癌肿压迫或侵犯胆管可并发胆道感染。

转移灶症状：肿瘤转移之处有相应症状，有时成为发现肝癌的初现症状。如转移至肺可引起咳嗽、咯血；胸膜转移可引起胸痛和血性胸水；癌栓栓塞肺动脉可引起肺梗死，突然发生严重呼吸困难和胸痛；癌栓阻塞下腔静脉可出现下肢严

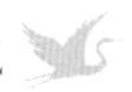

重水肿，甚至血压下降；阻塞肝静脉可出现肝静脉闭塞综合征，亦可出现下肢水肿；转移至骨可引起局部疼痛或病理性骨折；转移到脊柱或压迫脊髓神经可引起局部疼痛和截瘫等；颅内转移可出现相应的定位症状和体征，如颅内高压可导致脑疝而突然死亡。

其他全身症状：癌肿本身代谢异常或癌组织对机体产生的各种影响引起的内分泌或代谢方面的症候群称为伴癌综合征，有时可先于肝癌本身的症状出现。常见的有红细胞增多症、血小板增多症、高纤维蛋白原血症、低血糖症等。

五、肝癌的治疗

肝癌西医治疗以手术和介入治疗为主，对于早期肝癌，尽量采取手术切除；对不能切除的巨型肝癌亦可采用多模式联合的综合治疗。由于肝癌的复发和转移概率很高，所以在手术后康复期的治疗尤为重要。

临床治疗经验证明，应用上述治疗仍存在许多不利因素。尽管如此，如有机会使用西医疗法仍要采用。而对于丧失手术机会，或其他治疗不明显时，采用中草药治疗或中西医结合取长补短，临床效果将大大提升。1988 年 4 月底至 1988 年 9 月底，我们共接诊肝癌患者 50 人，经治疗显效者 7 人，好转者 25 人，病情稳定者 10 人，恶化者 8 人，总有效率为 84%。自 1993 年至 2003 年 10 年间，经我们收治的原发性和转移性肝癌患者达 1088 例，年龄最大者 81 岁，最小者 26 岁，平均年龄 53.5 岁，合并肝炎、肝硬化 522 例，临床分型为单发型的占 47.89%，多发型 7.81%，巨块型 40.07%，弥漫型 4.23%。应用上述治疗方法，并经肝功、甲球免疫学指标、B 超、CT、核磁共振予以疗效判定，结果证实，肿瘤缩小或消失者占 11.02%，瘤体稳定无增大者占 8.8%，症状减轻及生存期延长者占 88.97%。

肝癌常用中草药处方

肝癌 1 号：柴胡、鸡内金、谷麦芽、川楝子、延胡索、海藻、昆布、旱莲草、蒲公英、白花蛇舌草、虎杖、莱菔子。

肝癌 2 号：川楝子、延胡索、石见穿、柴胡、白茅根、仙鹤草、鸡血藤、旱莲草、冬葵子、半边莲、拳参、忍冬藤。

肝癌患者早期症状不明显时，服用肝癌 1 号；晚期患者服用肝癌 2 号。合并黄疸和消化道出血者，加用茵陈、夏枯草、细木通、茯苓皮、猪苓、通草、血余炭、侧柏叶、地榆、白茅根、白及、北阿胶、大小蓟，症状消失后停药。肝癌合并感染高热 39℃以上者，可加用地骨皮、青蒿、石膏、丹皮、忍冬藤、柴胡、竹叶，热退停药。

患者刘某，男，1971 年出生。1987 年夏天患者肝癌中晚期症状突出，腹水，腹痛拒按，卧床数日，食欲大减。经诊断治疗服用下列中药：白花蛇舌草、半枝莲、半边莲、虎杖、龙葵、川楝子、延胡索、石见穿、忍冬藤、水红花子、鸡内金、旱莲草、车前草、冬葵子、泽泻、淡猪苓、生谷芽。服 3 剂药后，痛止，腹胀渐缓。5 剂药后诸症减去大半，共服 20 剂，出院回原籍。后续追访 4 年余，未有复发或转移。

患者王某，男，1949 年出生。1987 年 5 月来京住院剖腹探查确诊为肝癌。由于无法切除，故选择中医治疗，半年内服用中药 40 余剂，能骑车往返集镇。此后共服中药 60 余剂，体渐强壮。所用中药如下：柴胡、板蓝根、鸡内金、丹皮、白花蛇舌草、半边莲、半枝莲、莱菔子、海藻、昆布、红花、蒲公英、生地、熟地。

肝癌：再回忆，那年中秋，菊井泉香

走进鹤年堂中医院 201 诊室，首先进入眼帘的正是这一大副匾额——“悬壶济世”（图 2–9），挺拔苍劲、笔酣墨饱。其下草书飞舞着几列小字：“张大宁先生惠存！前人赞医有此联，云：杏林春暖、橘井泉香。宋先生嘱。”

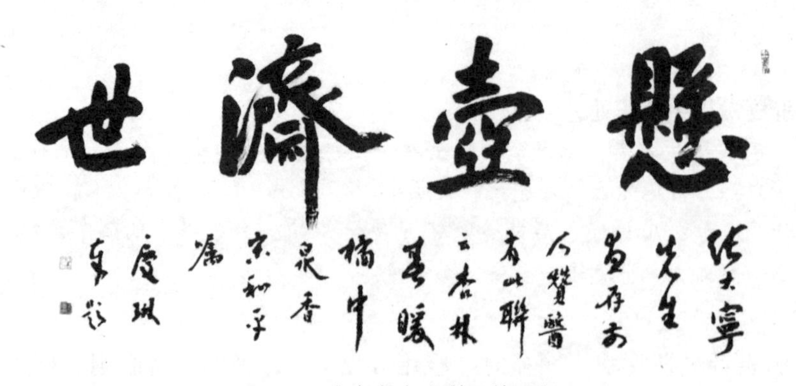

图 2–9　患者宋先生赠予的匾额

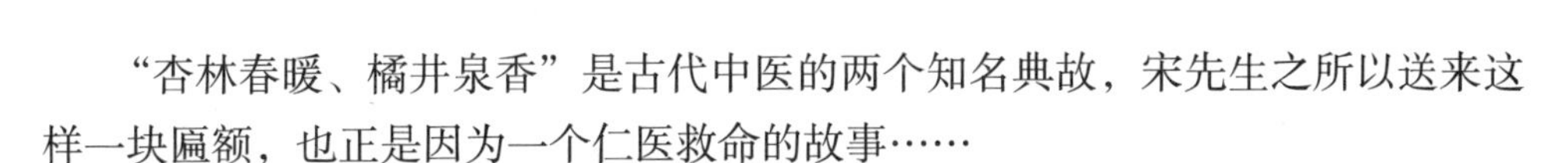

“杏林春暖、橘井泉香”是古代中医的两个知名典故，宋先生之所以送来这样一块匾额，也正是因为一个仁医救命的故事……

2012年，已有27年肝炎病史的宋先生突发难忍的肝区疼痛，后来在医院检查确诊为“肝右叶原发性肝癌、肝硬化、脾大”，1个月内，宋先生完成了肝癌切除手术。始料不及的是，手术后未过两年，就出现了复发，同时出现了严重的肝区疼痛、呕吐、便血、腹水等症状，短短半个月，身高一米七八的宋先生体重掉到50kg！他多次往返医院，用了各种方法，总归是效果不佳，难以解决疾病的折磨。

无奈之下，宋先生由女儿陪同来到了北京鹤年堂中医医院，就诊那天正是2014年农历八月十五。

四诊合参后，建议急则治其标，当务之急是止痛、排掉腹水和瘀血。于是以汤药7剂，配以外敷化瘀散结、消肿止痛的外用膏药内外兼施，缓急止痛。女儿去开药时，宋先生这边已疼痛难耐，拿到膏药后马上让女儿给贴上，没想到的是刚才还痛得坐卧不安的宋先生，不到两刻钟的时间竟渐渐平静了下来。他坐靠在椅子上，一边喘息着，一边擦拭着额头的汗水，虽然一脸疲惫，却还是现出了笑容：“我不疼了。”

这一笑一言，宛如秋日花开般送进了女儿紧绷的心房，又或可能是她得到最好的中秋礼物。信心倍增的父女俩都暗暗下了决心：找到出路了，一定要遵从医嘱，坚持服药！

除服用中药外，我建议配合用艾灸消除腹水。由患者的女儿亲自为父亲施灸。如此坚持1个多月后，宋先生的疼痛几乎不再发作、食欲渐渐恢复、便血也排净了，前往医院复查，B超显示腹水竟然都没有了！女儿看到父亲得以恢复，流下了激动的泪水。要知道之前医院医生曾明确表示：腹水可以减少，但要消失几乎不可能；胃底静脉曲张，今后只能吃流食度日。可如今宋先生经治疗后，除了硬一些的花生、瓜子不能吃外，其他与常人无二！

患者女儿给原来住过的医院打电话，把父亲的状况进行了转述，医院的西医惊呼：“这是奇迹！你真幸运！”

又是一年中秋节，明月高照之下，有茗茶、有月饼、有亲人相聚、有重温记忆……“但愿人长久，千里共婵娟”，在圆月当空、家庭团聚的日子，有情人终成眷属，诗人低吟成赋，而医者将会继续用仁心仁术，帮助病患重燃人生。

中医治疗胰腺癌的思考

胰腺癌是消化道常见的恶性肿瘤之一，多发生于胰头部（称为胰头癌），也有发生在胰体的癌，但较为少见。腹痛及无痛性黄疸为胰头癌的常见症状。手术切除癌肿是胰头癌的有效治疗方法。90% 的患者在诊断后一年内死亡，5 年生存率仅有 1%~3%。

一、胰腺癌的早期征兆

1. 癌前潜病

慢性胰腺炎：长期饮酒或营养不良（蛋白质缺乏）所致，是一种反复发作的慢性胰腺纤维化病变，有恶化的隐患。

胰腺腺瘤：指胰腺囊腺瘤，较少见，特点为多发性，癌变率不高，如恶变则为胰腺囊腺癌。

胰腺囊肿：主要指假性胰腺囊肿，不常见，偶有癌变可能，多继发于胰腺炎症之后。

2. 典型征兆

上腹痛：约 3/4 以上的患者有持续性上腹疼痛，范围可从胃脘部到脐部，饱餐后及夜晚尤为剧烈。

黄疸：约 70% 患者出现黄疸，以胰腺顶端部肿瘤引起黄疸为多且较早。

心窝部触到硬块。

食欲不振、消瘦：90% 患者迅速出现体重下降、恶心、发热、消瘦、乏力，甚至恶病质。

二、胰腺癌的中医治疗

胰腺癌属于中医“伏梁”“痞块”“黄疸”等范畴。虽病在脾，但与肝有密切关系，正如《素问·玉机真脏论》说："肝传之脾，病名曰脾风，发瘅，腹中热，烦心，出黄。"故肝脾不和是本病的一个重要内源性因素。本病和七情不节也很有关系，情感抑郁不舒，气血不畅，常为本病的诱发因素。现代医学认为胰腺癌与内分泌失调关系密切。此外，本病还与糖代谢紊乱、家族史、遗传缺陷、进食过多脂类等有一定关联。

胰脏是隐藏在胃、小肠、肝脏、胆囊、脾脏等器官后面的一个狭长器官，位置隐蔽，它负责生产消化液和激素，比如胰岛素。当肿瘤在胰脏里形成时，早期不会产生明显症状，只有当肿瘤细胞转移到其他器官后，症状才开始显现，故胰腺癌很少能在发病早期被诊断出来。即便是在早期诊断为胰腺癌，其预后也多有不佳，故中医治疗胰腺癌时，更注重于延长生存期限、提高生活质量、降低其他治疗引起的毒副作用。

父亲曾在《中医治癌新路》（1992年出版）中记录：常用中草药包括绵茵陈、竹茹、板蓝根、木通、车前草、虎杖、紫花地丁、豨莶草、白花蛇舌草、水红花子、半边莲、半枝莲、薏苡仁、山慈菇、旱莲草、龙胆草、仙鹤草、莱菔子、龙葵、白英、茯苓皮。晚期发现肝转移者加用柴胡、郁金、川楝子、延胡索、石见穿、红花、夏枯草、海藻。效果明显，可以延长生命，缓解病情。

2015—2020年我们治疗胰腺癌患者98例，复诊率达51%。

如患者潘某，男，1969年出生。2015年1月22日确诊为胰体尾部、肝左外叶神经内分泌癌，2015年2月1日行"胰腺体尾部+脾切除以及肝左外叶切除+胆囊切除术"，术后未进行放化疗。同年4月12日于我院就诊，至2018年底连续治疗31诊次，病情稳定，生活如常人，未出现复发或转移。患者后因服用未知野生菌类诱发急性白血病，于2019年7月去世。

患者陈某，男，1969年出生。2020年9月因胰腺肿瘤继发肝转移，经网络视频求医于我们。初诊时患者极度虚弱，话不能言、食不能进。后经中医药治疗7诊次，体力恢复、食欲旺盛，出院后可行简单劳动。2021年8月，患者仍健在。

此患者虽然肿块未能显著缩小，但经中药治疗后未再有长大，整体病情得到了控制，个人状态大幅改善，从病榻之上的虚弱至极恢复到生活自理，陈先生重获了如健康人一般的尊严，可称为"带瘤生存"的典范。

三、胰腺癌的预防

1. 胰腺癌的三级预防

一级预防：易感期——病因不明，很难有效预防。
二级预防：发病前期——早诊是世界性难题。
三级预防：发病期和转归期——现有方法疗效已达瓶颈。

2. 降低胰腺癌发病风险的措施

（1）不吸烟。如果吸烟，请戒烟；如不吸烟，请不要开始。

（2）保持健康的体重。每天适当的运动，配合健康饮食，可以有助控制体重。

（3）选择健康的饮食。各种颜色的水果和蔬菜以及全谷物的饮食，可能有助于降低患癌症的风险。

（4）保持健康的心态，培养爱好，多交友、多沟通，有助于不良情绪的排解。

直肠癌并重症肺炎：ICU 里的易经先生

2016 年 2 月 24 日（正月十七），我突然接到了印泉法师的电话，说我们的好友易经学者、书法家金明（化名）病重，现在北京某医院住院。彼时上着呼吸机的金先生被捆缚在 ICU 病床上，不能说话也不能活动，印泉法师与金先生家人已在医院守候多日，等来的却是“准备后事”的最后交代。在问及有何遗愿未了时，金先生在印泉法师手心中写下了“张大宁”3 个字，他应是希望在临终前与我见上最后一面。

当晚 7 点，我与印泉法师赶到医院，在金先生家人的帮助下，见到了病榻上的故友。原本身材魁梧的金先生消瘦如冬月枯枝，身体又瘦又直，脸颊塌陷，罩着一层青黄色的薄皮。看到我的到来，他眼睛微微睁开一线，轻微地抖动意味着他的挣扎，可身体却马上恢复虚弱的静止。曾经激扬文字、指点江山的豪爽汉子

 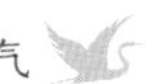

被逼退到了绝路山巅。

此次并非是来给金先生诊治，但眼前的故友正受着病痛折磨，激起了我作为医者的本能，如果能让他使用中药，稍舒适些，也算得上安慰了。这个想法得到了金先生家人赞同，在他们的努力下，医院允许为金先生进行鼻饲汤药，如此，我便决定放手一搏，甘愿为好朋友冒一次险。

金明，男，1964 年出生，曾患直肠癌，术后求医于我院，运用中药康复较好。此番住院因数月前患脊髓炎，在某医院输液时出现院内感染引发肺炎，后转院至现住医院 ICU，经治疗后仍是“大白肺”，感染无法控制，医院已束手无策。

2 月 22 日胸部 CT 平扫对比 2 月 19 日胸部 CT 检查，双肺多发磨玻璃密度灶及实变灶，较前明显增多，考虑感染可能大；纵隔及双肺门多发淋巴结，较前变化不大。

患者连接呼吸机后痰多黏稠，初期表情烦躁恐惧，为防其自行拔下插管，将他的四肢束缚。此时体虚气弱，低热多日，脉细数无力。以宽胸降气、清热解毒、滋阴退热、补肾纳气为治则。处方：瓜蒌、薤白、苏子、葶苈子、白芥子、远志、枸杞子、莱菔子、木通、生石膏、北沙参、百合、川贝、夏枯草、大青叶、蒲公英、紫花地丁、石见穿、桑叶、鱼腥草、百部、生杜仲、川断、桑寄生、菟丝子、连翘、黄芩、女贞子，合青蒿鳖甲汤加减。2 剂，2 天 1 剂，每日 3 次，鼻饲。

3 月 3 日，印泉法师代金先生复诊。以上方为患者饲药后热退身凉，每日清醒时间较前明显增加。现无低热，余症同前。前方去青蒿鳖甲汤加减，加党参、炙黄芪、丹参、西洋参、灵芝。5 剂，用法同前。

月余后，我收到了金明先生出院的消息，闻此讯紧悬的心得以舒畅。金先生是真真切切地在鬼门关上走了一遭，类似情况能幸存者可谓百里无一，幸好中医药的及时加入，护佑他平安归来，这次在生死线上直面人生，料金先生必有更多的参悟。

不日我拜访了金先生，他依然略显憔悴，但同 ICU 中案砧鱼肉的情境相比已是天差地别。金先生拉着我几番感谢，家人也是连连赞叹、铭感五内，可以感到此次经历给了他和他的家庭不小冲击。

问及为何在最后关头写出我的名字，金先生一笑：“我给自己卜过，不该绝于此时，所以就盘算着谁会是我的救命稻草，第一个便想到了您！果然，我没有看错！”

“要是没能把你救过来，或者我没敢给你开处方，怎么办？”我笑着问道。

“那必须先让徒弟们把我写的易经书撕了！”说完，房间里充满了金明先生爽朗的笑声。谈笑间，我望向窗外，阳春三月的人间已被涂上了春意，枯瘦树干上星星点点长出了浅绿色的枝叶，丝毫不在意尚未消散的寒气。想必，这棵树的树根应是在刚刚浸润过春雨的土地中吸吮着、汲取着、触动着……

生命，真的是无比顽强地存在。

一起聊聊中医治疗肠癌的那些事

结直肠癌是结肠癌和直肠癌的统称，指的是发生于结肠或直肠黏膜上皮的恶性肿瘤，由于二者的发病机制、诊疗原则相似，医学上往往将其合并统称为结直肠癌（或大肠癌）。结直肠癌是较常见的胃肠道恶性肿瘤，在世界范围内无论男女，其发病率和死亡率均位于前五位，大约每 5 分钟就有 1 人死于结直肠癌（2018 年数据）。

由于结直肠癌的早期症状不具有特异性，与其他肛肠疾病表现相似，都是以便血、黏液、腹痛、腹胀等为主症状，使得大肠癌很难在早期发现。故当出现便血、大便习惯不规律或干稀粪便交替发生，继之伴有黏液、脓液便，且经专科检查没发现有痔疮，同时给予药物对症治疗无明显效果，并有逐渐加重的趋势时，应该想到有结直肠癌的可能。

一、结直肠癌的高危因素

- 肠息肉史（包括良性息肉）。
- 持续炎症性肠病。
- 直系亲属有结直肠、乳腺癌家族史。

二、结直肠癌的西医学治疗

结直肠癌的西医学治疗手段主要包括手术、化疗、放疗、靶向和免疫治疗。其中以手术最为直接，应用最广，若条件允许，常为临床首选项。

肠癌常采用根治性的切除 + 区域淋巴结清扫；晚期患者若出现肠梗阻、严重肠出血时，难以执行根治手术，可行姑息性切除，缓解症状，改善患者生活质量。

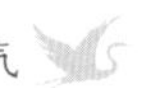

通常，直肠手术较结肠手术更为困难，如果是早期的直肠癌，且无淋巴结转移，可以接受创伤较小的经肛门切除，这种局部切除具有并发症少、死亡率低、术后恢复快以及术后复发率低等优点。对于Ⅱ、Ⅲ期直肠癌，则须术前行放、化疗，缩小肿瘤后再行根治性手术治疗。若直肠癌靠近肛门，为了保证肿瘤切除的彻底，有时需要将肛门和直肠一并切除，外科医生会将剩下的肠管缝合到腹部皮肤的开口处，这叫作结肠造口术（改道术）。结肠造口术会使患者的身体外观、排便方式出现改变，同时可能引起巨大的心理压力和不适。

放疗、化疗、靶向治疗、免疫治疗等，都存在着相应的适应情况，临床选择时应权衡利弊，合理安排使用。

三、结直肠癌的中医治疗

中医治疗结直肠癌具有独特的优势，常使用祛邪、扶正药联合引经药，同时兼顾控制肿块和改善症状，达到标本兼治的效果。临床诊疗时，应根据患者的身体状况、既往治疗情况、肿瘤分期等具体而定。

对于准备手术的患者：以培补气血、调整脏腑功能为主，为手术做好准备。

对于术后患者：给予益气养血、补肾填精，同时适当加以清热消肿的药物，以期增进体力，促进伤口愈合，防治肿块复发。

对于放、化疗的患者：根据患者的治疗方案，适时予以滋阴润燥、养血解毒、止呕降气等方案。

对于丧失手术机会，或经其他疗法未能根治的患者：应根据实际情况把握祛邪、扶正比例，运用清热解毒、消肿散结、软坚化瘀等方法，达到控制、缩减、清除肿块的目的。

予以内服、外治相结合的方法，内服药改善机体环境，从内部对癌肿发起攻击；外用药则起到止痛、消肿、升陷等作用，如此全面综合地对结直肠癌进行干预。

四、结直肠癌的预防

- 食用足量的蔬菜和水果，保证纤维素和维生素的供应。
- 少吃加工肉类（如腌肉、熏肉、火腿等）。
- 控制每日红肉类的摄入（如牛、羊、猪肉等）。
- 减少刺激性食物的摄入（如过辣的食物、酒精等）。

- 限制烟酒。
- 对可能发展为癌症的炎症、息肉等疾病进行及时治疗。

五、癌前疾病的治疗

溃疡性结肠炎（非特异性结肠炎）是一种很难缠的肠道慢性病，常常反复发作、难以治愈。父亲当年便患此病久治无效，幸亏施今墨先生出手相救，3 剂中药换回了父亲的健康，也由此引导他走向了中西医结合的道路。此后，父亲对于溃疡性结肠炎的研究愈加深入，在施今墨处方的基础上合理发挥，形成了一套独特的、适用于肠道疾病的治疗思路，至今在我手中仍尽显灵效，救治了很多患者。

针对溃疡性结肠炎，常用中药包括杜仲、桑寄生、炒谷 / 麦芽、鸡内金、金樱子、吴茱萸、补骨脂等；视情况加用四物汤补血；蒲公英、败酱草等清热解毒；萆薢利赤白浊。

除溃疡性结肠炎外，肠息肉也是肠道癌变的风险因素。虽然在直肠镜下可以对肠息肉进行钳除，但只有改变易生长息肉的内环境，才能杜绝息肉的复发和恶变。

针对肠息肉，常用中药包括蒲公英、紫花地丁、浙贝母、败酱草等；视情况加杜仲炭、大小蓟等止血；三棱、莪术活血消癥。

直肠癌肺转移：向癌肿进军

丁先生（化名）在 2014 年因直肠癌行“腹腔镜直肠癌根治术”（pT3N0M0 ⅡA 期），术后进行化疗巩固，但仍在 2017 年出现多发肺部转移，至 2019 年 7 月时，右肺病灶较大者已达 54mm × 46mm。

2019 年 10 月 23 日，丁先生开始接受我们的治疗，在随后近一年的时间里，这个比乒乓球还大的肿块竟消失殆尽。

“最初就诊时，我的状态十分不好，每天不停地咳嗽、咯痰，一天能咯上百口痰，时常咳到恶心、胸痛……后来，放疗、化疗、靶向治疗轮番上阵，肿块始终无法得到控制，症状却更重了！医院没方法用了，只好求助于中医。”回忆起一年前的模样，丁先生仍心有余悸，彼时他刚迈过直肠癌术后 5 年的大关，又逢

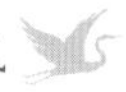

“多发肺转移”这一更加难以逾越的高山。硕大的肿块引起了诸多不适，再加上放化疗后出现的放射性肺炎、恶心反胃、体重下降、心悸等症状表现，都为治疗增加了许多难度。

此间患者为肺部肿块之痰壅阻肺，兼有脾虚精亏、瘀血互结证。治则以清肺宽胸、止咳化痰为主，辅以健脾补肾、活血通络；此外还须加入散结消肿的抗癌中药以兼顾标本。处方包括全瓜蒌、薤白、紫菀、前胡、陈皮、姜半夏、炒苏子、炒莱菔子、桑寄生、菟丝子、半枝莲、半边莲等。另予以“鹤年灵消贴”，贴敷双侧肺俞穴，起到缩减肿块、清肺消痈的作用。

丁先生内服中药、外用膏药后的第四天，咳、痰等症状大大减轻，呼吸逐渐顺畅，心胸不适也得到明显缓解。出色的疗效让本来对中医没有信心的家人连连赞叹，更令他们吃惊的是患者妻子的顽固肢体疼痛，在贴上“鹤年灵消贴”一天后便得以止痛！

对医生的信任是一味良药，坚持这份信任是获取长远疗效的必要保障！

此后每月，丁先生都严格遵从医嘱，按时复诊。新冠肺炎疫情期间，他坚持通过网络进行就医，快递寄药，在条件如此苛刻的2020年里，竟未出现断药的情况！此信任之情难能可贵，唯有疗效才是对丁先生最大的褒奖（图2-10）。

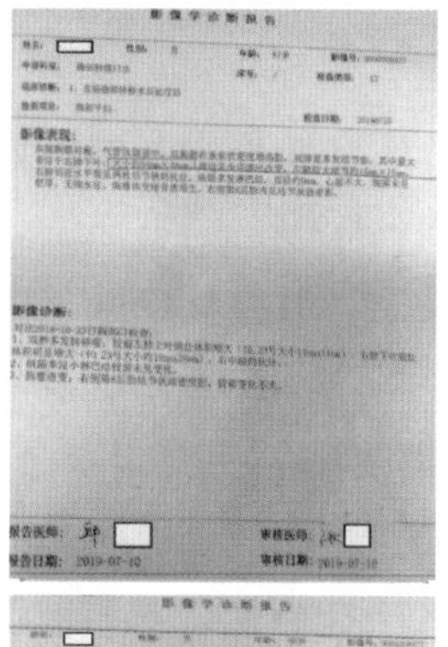

2019.7.10影像显示：双肺散在条索状密度增高影，双肺见多发结节影，其中最大者位于右肺下叶，大小约54mm × 46mm。

对比2018.10.23明显增大，2018.10.23结果显示结节大小约19mm × 26mm。

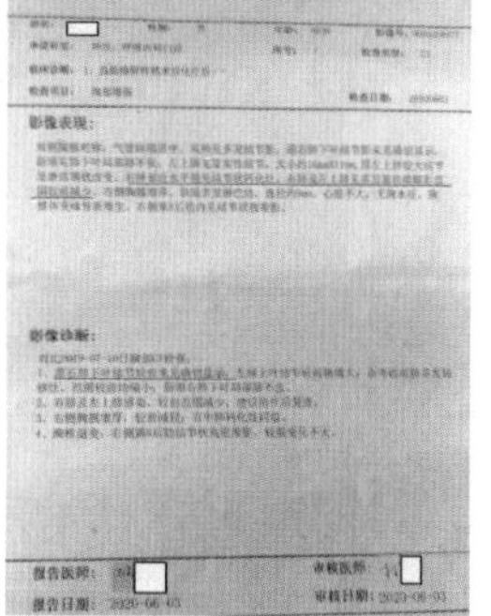

2020.6.3影像显示：原右肺下叶结节较前未见确切显示（右肺邻近水平裂见结节状钙化灶，右肺及左上肺见多发絮状模糊影范围较前减少）。

图2-10　患者丁先生中医治疗前后影像报告对比

“其实不仅是这个大肿块消失了，我心里的那些不爽和身体上的不适统统一扫而净！现在胃口和睡眠特别好，体重也恢复到原来的100kg（丁先生身高近190cm，初诊时体重90kg），而且连白发都恢复黑色了！”说到这里，丁先生表示一定继续坚持服药，中药味苦难服，建议待其他几处较小的转移灶都得到稳定控制后，可以逐步减少中药用量。

如今，丁先生仍然在抗癌路上勇敢前行，而中医中药如雨后阳光，已然将坦荡前路照亮！

莫道肿瘤如虎狼，
莫言抗癌似沉沙。
千淘万漉虽辛苦，
吹散狂沙自生花。

膀胱癌的辨治思路与方法

全球范围内膀胱癌已经成为常见肿瘤。膀胱癌占我国泌尿生殖系统肿瘤发病率的第一位，而在西方其发病率仅次于前列腺癌，居第2位。

膀胱癌可发生于任何年龄，甚至于儿童，其发病率随年龄增长而增加，高发年龄50~70岁。男性膀胱癌发病率为女性的3~4倍。膀胱癌的典型症状是间歇无痛性肉眼血尿，部分患者可伴有缺乏感染依据的膀胱刺激症状（如尿频、尿急、尿痛等）。

我国对膀胱癌的治疗，现在仍以手术治疗为主，术后辅以放疗、化疗、免疫治疗和中医药治疗。手术治疗又分为保留膀胱手术和切除整个膀胱尿流改道手术两种。对于浅表性膀胱癌和浸润性膀胱癌，均以保留膀胱手术为主。浅表性膀胱癌占初发患者的80%，术后复发率可达50%~70%，两年以内复发的超过半数，严重影响预后。

对于预防和治疗复发的方法，西医多用抗癌药物和免疫制剂做膀胱内灌注治疗，疗效是肯定的，但并非尽善尽美。近年来，中医药治疗已成为预防膀胱癌术后复发及减轻临床症状的一种重要途径。临床经验表明，中医药治疗膀胱癌，能有效地防止复发、转移，5年生存率可达70%~80%以上。现就大多数保留膀

胱手术后的患者，在癌症康复治疗中如何运用中医辨证治疗的思路与方法呈以管见。

一、病证合参，注重整体效应

膀胱癌是西医学病名，中医虽无相应的名称，但其有关内容散见于积聚、湿阻、淋证、癃闭、血证、虚劳等证之中，应属全身性病证。我国古代医籍《圣济总录》中就有关于肿瘤的记载："瘤之为义，留滞而不去也。气血流行不失其常，则形体和平，无或余赘及郁结壅塞，则乘虚投隙，瘤所以生。"明确指出了肿瘤发生的内因即由于气血流行失常，脏腑阴阳失调，而致气血运行不畅，郁结阻滞，日积月累，毒热内蕴，化生痰湿，壅塞经络，损伤人体而生肿瘤。

因此，"中医免疫康复疗法"治疗膀胱癌并有效防止复发的总体思路就是：运用"祛邪"和"扶正"的整体治疗原则。"祛邪"就是消除肿瘤发生的机制；"扶正"就是调动机体的各项积极因素，增强免疫功能，提高抗癌能力。在治疗中，我们重视全身症状与舌脉的辨证，采用清热解毒、利湿通淋、养血止血、健脾益肾等治则，运用药性较寒凉的中草药，清热凉血，调节阴阳，促进机体代谢功能，以达抑制癌细胞再生及消灭残存癌细胞的目的。临床疗效表明：随着全身症状的改善，临床细胞免疫的多项指标均获显著改善，随着疗程的延长，疗效也明显提高。

二、攻补兼施，注重扶正培本

膀胱癌就症状及病因而言，术后患者多有阴虚血热、气滞血瘀、气血两亏、气不统血等证型。我们在治疗上，多采用攻补兼施法，侧重于治其本，而在出血期则以治标为先。中医认为："邪之所凑，其气必虚""阴平阳秘，精神乃治"。注重扶正培本，就是调节人体阴阳、气血、津液和脏腑功能的不平衡，以增强人体的抗病能力，消除各种虚弱证候，达到强身祛邪之目的。

在临床治疗中，广泛应用药性平和的免疫抗癌中草药，既非毒性大的药，也非大补之药，进而稳定机体内部平衡，不损伤元气，同时补益脾胃，保护脏腑的正常功能。在正确掌握病因、病位、病性的同时，发挥中医药多向作用、多向调节的优势，扶正祛邪，在一定程度上控制了癌细胞的增殖发展，并对晚期患者起到了减轻痛苦、延长寿命的积极作用。在目前治疗肿瘤的化疗药物中，由于特异性不强，对正常细胞也有相当的损伤，因此，选用中草药"扶正固本"可以降低其毒副作用，疗效更有独到之处。

三、临床验案

案例一 戴某某，男，膀胱移行细胞癌 2 级，因血尿在当地医院行膀胱镜检查取活检后确诊。1992 年 2 月手术切除肿瘤，术后用 MMC 方案行膀胱内灌注化疗。1992 年 3 月、4 月和 11 月 3 次复查膀胱镜均显示复发，行局部电灼治疗。1993 年 2 月再次复发并出现血尿，同年开始服用中药治疗，至今已 20 余年未再复发。

案例二 于某，女，1996 年 3 月确诊膀胱癌，行手术切除后患者排尿困难，伴尿痛、尿频，行走无力，面容憔悴，苦不堪言。血小板减至 3.5×10^9/L，血红蛋白 4g/L，经服中药两个疗程后，症状完全消失，血象恢复正常。

案例三 张某，男，1996 年行膀胱肿瘤电切术，病理诊断为移行细胞癌，术后未进行化疗，来我处治疗并坚持服药 3 年。此后追访至 2012 年，生活自如，未有复发。

案例四 范某某，女，2013 年 8 月在体检中查出膀胱肿瘤，2013 年 10 月进行膀胱肿瘤电切术，对肿物进行病理诊断后，确诊为膀胱浸润性尿路上皮癌。患者 2013 年 11 月来我处进行中医治疗，使用汤药配合膏方治疗。2014 年 9 月，复查肿瘤五项，均显示正常，后继续接受中医治疗，2018 年 4 月行膀胱镜检查，未见复发。

案例五 吴某，男，2017 年 12 月行电镜乳头状肿瘤切除术，术后化疗一个疗程。患者有糖尿病病史 10 余年，高血压病史 15 年，高脂血症病史 10 余年，2008 年和 2013 年均做过心脏支架手术。患者服用中药两月后，自觉身体舒适，夜尿由 40 分钟一次延长至 3 小时一次，精神体力倍增。

临床实践表明，对已切除膀胱肿瘤尚无特殊症状者，坚持服用中草药，绝大多数未再复发，少数延后了复发时间，且无膀胱灌注治疗的副作用；对术后复发或伴有不同程度膀胱刺激征的患者，以及中晚期癌症患者，服用中草药或配合放、化疗综合治疗，可以对放、化疗有较好的增效减毒作用，尤其对无法接受放、化疗的患者，可以减轻或消除症状，延长生存期，提高生存质量和远期疗效。

总之，膀胱癌在正规手术治疗后，坚持中西医结合治疗，应用中医辨证施治的理法原则，灵活用药，恰当配伍，有着颇为理想的防止转移、复发的效果。

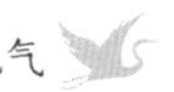

中医免疫康复疗法降低PSA，治疗前列腺癌

一、前列腺癌发病率

前列腺癌常见于老年男性，已婚男性较未婚者多见。由于前列腺癌临床症状不明显，有的患者至去世都未曾发现，另一部分前列腺癌被认为是良性增生，造成误诊。但前列腺癌发病率及致死率并不低，据统计，2019年中国前列腺癌标化发病率为9.1/10万，美国为75.7/10万；但论及标化死亡率，中国（4.7/10万）与美国（7.7/10万）十分接近。全球新发病例中，美国占17%，中国仅8%；但中国死亡病例数占到全球死亡病例数的15%。

二、前列腺癌发病因素

年龄：前列腺癌的发生与年龄呈正相关，95%的前列腺癌患者年龄在45~90岁，平均70岁。从50~85岁，每增加5岁为年龄段的发病率比前一年龄段升高21%~65%。如今，前列腺癌有趋向年轻化发展的趋势。

性活动：青春期性活动开始较早、性活动次数频繁者，患前列腺癌的风险大，而失去性生活能力的年龄越晚越危险。手淫与前列腺癌也有相关性。另外，有性传播疾病或性伴侣过多者，患前列腺癌的危险性更高。

化学：前列腺癌与镉元素有关。镉元素是工业污染中常见的重金属，导致前列腺癌的原因主要是吸烟和职业接触，长期从事化工、染料、橡胶及印刷等职业者，接触镉元素的机会增多，发生前列腺癌的危险性也较大。

营养/肥胖：高脂肪饮食是诱发前列腺癌的危险因素，尤其是红色肉类的危险最大，而来源于鱼和奶制品的脂肪则影响较小。亚油酸常与前列腺癌有关。前列腺癌与总脂肪、胡萝卜素、硒、饱和脂肪酸、动物脂肪摄入存在一定的剂量反应关系。特别是视黄醇可增加前列腺癌的发病率。

PSA水平与前列腺癌发病相关，从前列腺癌诊断来看，东、西方人种的前列腺特异抗原（PSA）基线水平存在巨大差异，北美不同年龄组人群PSA基线水平均高于中国人群（表2–4）。因此我们不能照搬西方的PSA诊断标准，否则可能导致大量患者漏诊。

表 2–4　以年龄分层的血清 PSA 参考值（单位：ng/ml）

人群	抽样数量(例)	40~49 岁	50~59 岁	60~69 岁	70~79 岁
北美人群	2119	2.5	3.5	4.5	6.5
中国人群	8422	2.2	3.2	4.1	5.4

三、降低 PSA 及前列腺癌的中医治疗

PSA 升高及前列腺癌常因下焦瘀滞，或湿热下注，或肾气不足等，久而形成痰、瘀，乃至虚实夹杂。中医治则为清热解毒、消肿散结、祛湿利水，临床常用中药包括板蓝根、车前草、旱莲草、冬葵子、泽泻、通草、细木通、忍冬藤、紫花地丁、山慈菇、白花蛇舌草、半枝莲、半边莲、拳参、水红花子、虎杖等。

治疗 PSA 过高的患者，多以汤药进行调节，效果明显。较快者仅两诊次（共 17 剂中药，3 天 1 剂，可服用 51 天）PSA 值便从 10.322ng/ml 降低到 4.228ng/ml（图 2–11）；也曾有多例已准备进行前列腺切除或睾丸切除的患者，经中药治疗后免除了去势之痛苦！

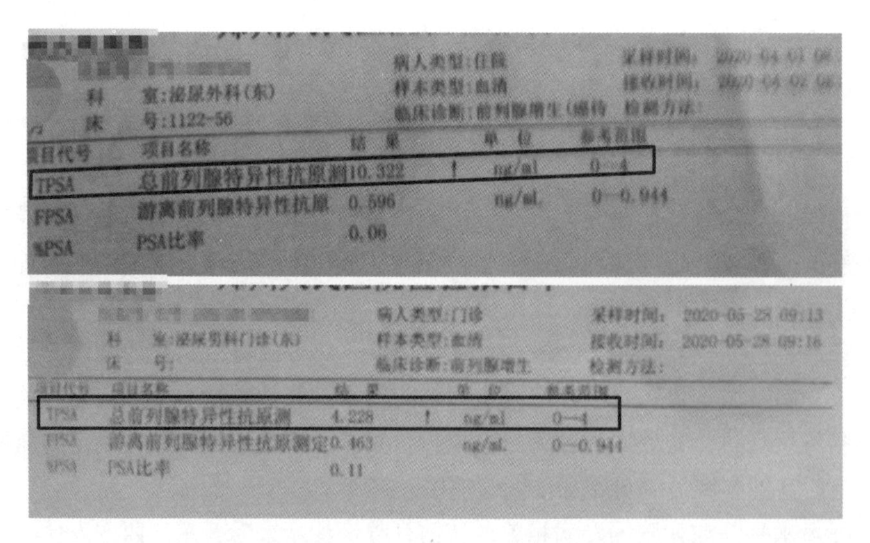

病人类型:住院　样本类型:血清　临床诊断:前列腺增生
科　室:泌尿外科(东)
床　号:1122-56

项目代号	项目名称	结果		单位	参考范围
TPSA	总前列腺特异性抗原测	10.322	!	ng/ml	0—4
FPSA	游离前列腺特异性抗原	0.596		ng/ml	0—0.944
%PSA	PSA比率	0.06			

病人类型:门诊　采样时间: 2020-05-28 09:13
科　室:泌尿男科门诊(东)　样本类型:血清　接收时间: 2020-05-28 09:16
床　号:　临床诊断:前列腺增生　检测方法:

项目代号	项目名称	结果		单位	参考范围
TPSA	总前列腺特异性抗原测	4.228	!	ng/ml	0—4
FPSA	游离前列腺特异性抗原测定	0.463		ng/ml	0—0.944
%PSA	PSA比率	0.11			

图 2–11　前列腺癌患者蔡某经中医治疗后，PSA 值在 1 个多月内下降至接近正常范围

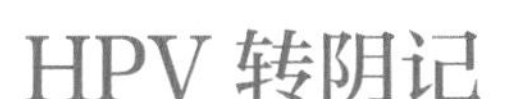

HPV 转阴记

HPV 即“人乳头瘤病毒”，顾名思义，就是感染了这种病毒会长出“乳头”形状的瘤。HPV 病毒通常会感染表皮和黏膜组织，虽然多数时候会被免疫系统清除，但有些 HPV 病毒分型仍会使人得病，甚至罹患癌症！

一、HPV 分型

HPV 共有 100 多种类型，一般来说，根据是否可引起癌症来区分 HPV 的“高危型”或“低危型”。

低危型 HPV 通常不会引起癌症。但是，这些 HPV 可能引起生殖道尖锐湿疣或非常微弱的宫颈细胞变化。其中，HPV6 和 11 是最常见的低危型 HPV，90% 的生殖道尖锐湿疣与之相关。低危型 HPV 主要引起肛门、外生殖器、尿道口、阴道下段等部位尖锐湿疣，以及低度宫颈上皮内瘤变轻度非典型增生（CIN 1）。

高危型 HPV 除可引起生殖器疣病外，更重要的是引起外生殖器癌、子宫颈癌和高度宫颈上皮内瘤变（宫颈细胞发生异常改变）。13 种最常见的高危型 HPV 是 16、18、31、33、35、39、45、51、52、56、58、59 和 68。尤其是 HPV16、18，约 70% 的宫颈癌与之相关。美国国家癌症研究所的一项研究指出，约 10% 感染 HPV 16 型和 18 型的女性会在感染后 3 年内发展至高度宫颈癌前病变（CIN 3）（感染其他高危型 HPV 的女性中约有 4% 会出现这种情况），约 20% 的女性会在 10 年内发展至高度宫颈癌前病变（其他高危型 HPV 约 7%）。

由于 HPV 病毒与癌症的密切关联，故临床上有将高危型 HPV 感染称为“癌前病变”的说法。

有些学者认为：HPV 病毒只可预防，不可治愈！事实上目前的确没有针对 HPV 的特效药。对于 HPV 感染者，常规处置是定期复查 HPV 结合 TCT 检查（液基薄层细胞检测）。若 HPV 阳性，且 TCT 显示不典型增生时，则会考虑阴道镜检查及病理活检，如果病理确定有宫颈病变，则需考虑宫颈锥切术。但是，锥切术并不能保证“一劳永逸”，许多患者在术后仍出现了异常病变的复发，这与手术切缘的干净与否、宫颈病变的严重程度、HPV 的感染情况都息息相关。可见，HPV 的治疗手段极其匮乏，所以更凸显出预防的意义重大，这也是当下推行 HPV 疫苗的原因。

二、HPV 的中医治疗

当中医遇到 HPV，一切似乎有所改观。

我们曾潜心研究 HPV 感染，临床上收获颇丰。HPV 病毒属于外邪入侵，擅于袭击肌表，病位常在下焦，与肝、脾、肾相关。人体对于病毒本有抵抗能力，出现 HPV 感染，机体定然处于虚弱状态。故 HPV 患者多为本虚标实，本虚者，多为脾、肾；标实者，多为痰、湿、热、寒。依此法辨证施治，自可获得一定的治疗效果。但 HPV 感染病位隐蔽，药物常难达病所，内服汤药常常需要极长周期才能奏效，如若医患心意不坚，很有可能半途而废。为改善此问题，我们曾进行大量临床实践，最后总结出“内服汤药 + 中药熏洗”的治疗方案，大大提高了疗效的稳定性，缩短了治疗周期。

中药熏洗疗法历史悠久，西周时期就盛行于宫廷王室，常用以洁身、治病、辟邪。自李唐起，熏洗疗法开始普遍应用，至明清时达到鼎盛阶段。《金匮要略》《医宗金鉴》等中医经典都对此法有所论述。中药煎煮后气化，经由皮肤给药，可直达病所，增进药物的吸收和渗透效果，尤为适合 HPV 的治疗。熏洗处方并非固定，要根据患者情况合理配伍，所用药物包括蒲公英、紫花地丁、苦参、白鲜皮、鱼腥草等。

案例一 1970 年出生的孙女士（化名）与我相识已久，自 2012 年接受右乳癌切除术后，孙女士便一直定期服用我们的中药，用以防复发、防转移。服中药的习惯让孙女士体质强壮，精力充沛，术后不久便恢复到正常的生活工作之中。2020 年 5 月，孙女士在复查时发现 HPV56 阳性（高危型）。

由于妇科 TCT 检查暂未发现异常增生细胞，医院建议观察。孙女士不愿坐等其发展，故求医于我。经内服中药、外用熏洗的治疗后，孙女士自觉干爽舒适。至次年 3 月复查，显示 HPV56 转阴。

案例二 同孙女士相比，吕女士（化名）的治疗周期更短，效果更加明显。吕女士于 2018 年 10 月末体检发现 HPV59 阳性（高危型），而其 TCT 检查显示存在鳞状细胞、宫颈管细胞、鳞状化生细胞，后经阴道镜取活检查出复鳞上皮乳头状增生伴挖空细胞形成，医院建议行锥切手术。

 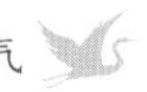

吕女士一直在犹豫是否手术，此时她经朋友介绍了解到我们医院，故决定先尝试中医治疗。自 2018 年 12 月至 2019 年 3 月的 3 个多月时间里，吕女士经三诊次，服药 30 剂，外用熏洗共 40 剂。3 月 25 日复查时，显示 HPV 转阴。

此案起效之快，效果之好，令吕女士及其西医主治医生惊讶，然此仅为我们诸多成功案例中的一例。

案例三 王女士在发现 HPV52（高危型）阳性时，已经 61 周岁，属于相对高龄的患者，早已超出了 HPV 高发的年龄段。本无心治疗的王女士因带下较多、瘙痒等症状困扰，于 2020 年 8 月求医我院。经诊断，王女士属于湿热下注证，处方以清热化湿、健脾补肾为治则，前后共经五诊次便缓解了王女士的难言之隐。3 个月后复查 HPV，显示已转阴。

案例四 北漂的黄女士（化名，1991 年出生）是少见的女程序员，在某知名互联网企业工作。2018 年，尚未婚嫁的她查出 HPV18、HPV16 阳性，这让本就紧张忙碌的工作和生活更显不安。连续经历了几个月“工作日上班、休息日医院排队”的生活，黄女士倍感疲惫，甚至萌生出放弃北京优渥的工作返回老家的想法。小小的负面情绪愈演愈烈，渐渐成了黄女士心中抹不去的芥蒂，这也使得她在工作中错误频出，精神和身体状态均很差。

2019 年 8 月，黄女士寻至我院就医，彼时她已有早期抑郁的表现，以汤药疏肝解郁，调畅气机，平衡脏腑；同时讲明病情，引导鼓励，疏导心理；再配合使用熏洗疗法缓解不适，以图 HPV 转阴。在我们的帮助下，黄女士很快走出了压抑的心理氛围，同时使得医患关系更为密切。

服药近一年，黄女士几番复查，显示 HPV16 很快转阴，唯独 HPV18 异常顽固，迟迟不肯退去。所幸黄女士对我非常信任，医患关系稳固，让她坚持治疗。如此，竟走过了一年半、400 余天的治疗阶段。

2020 年冬，黄女士终于迎来了 HPV18 转阴的喜讯，第一时间便将这个好消息发给我。回首患者用药前的紧张不安、用药时的坚持与磨难，医患双方在这场与 HPV 的争夺保卫战中，最终获得了胜利。

有学者认为，70% 以上的女性一生中都会感染 HPV，部分人在感染转阴后还有复发的可能。所以，黄女士的胜利只是阶段性的成功，欲彻底与 HPV 道别，还需要从调整工作安排、改变生活习惯入手。

除常规的“中药内服 + 外用熏洗”外，还要特别在意生活细节的调整，如要求患者改变作息时间，保持足量睡眠，适量运动，注意保暖，以及正确选择贴身衣物的材质等。

曾有一位患者，坚持用药将近一年，HPV 时而转阴，时而复阳，我们一直无法找到问题之根结。直至一次复诊，处方调整完毕后患者即将离去，我又深思其中缘由，叮嘱其应穿纯棉内裤，患者此时方才大悟——她平素极少穿棉质衣物，以化纤材质内衣为主。患者依建议改变习惯后，HPV 未再复发。

内衣的换洗频率、洗涤方式等，都可能成为 HPV 出现的元凶。可以说，HPV 的防治属于癌前病变的早期处置，是肿瘤预防单元中重要的一环。

其实，无论是 HPV 与宫颈癌，还是肺结节与肺癌，从全科癌症的预防，到某种癌前病变的防治，还是精确到具体肿瘤的治疗和康复，中医都可以在广阔的天地里发挥岐黄之术的魅力。

白血病的中医药防治

白血病是血液系统的恶性疾病，是一组异质性恶性克隆性疾病，系造血干细胞或祖细胞突变引起的造血系统恶性肿瘤。按白血病病程缓急，可分为急性和慢性两大类（图 2-12）。急性白血病发展很迅速，常在发现后数月即死亡；慢性白血病则可生存多年。急性白血病发展迅速与细胞分化和功能丧失及损伤有关，这些改变在慢性白血病中比较轻。

我国急性白血病比慢性白血病多见（约 5.5∶1），其中急性非淋巴细胞白血病最多（1.62/10 万），其次为急性淋巴细胞白血病（0.69/10 万）和慢性粒细胞白血病（0.36/10 万），慢性淋巴细胞白血病少见（0.05/10 万）。

男性发病率略高于女性（1.81∶1）；成人急性白血病中以急性粒细胞白血病最多见；儿童中以急性淋巴细胞白血病较多见；慢性粒细胞白血病随年龄增长而发病率逐渐升高；慢性淋巴细胞白血病发病在 50 岁以后才明显增多。

60%的儿童白血病与房屋装修有关，家庭建筑和装饰材料中含有挥发性有机化合物高达 300 多种，其中 68%是有毒气体；混凝土、岩石、石材可产生放射线；人造板、石膏板、壁纸、家具、涂料、胶漆、防水材料可产生甲醛、苯、甲苯、二甲苯、四氯化碳、丙烯腈、砷、铬等致癌物。这些致癌物通过呼吸道和皮肤接触进入体内，成为肺癌、白血病、鼻咽癌、皮肤癌、消化道癌等多种癌症的潜在危害，儿童因免疫力低成了最大受害者。

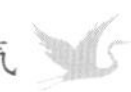

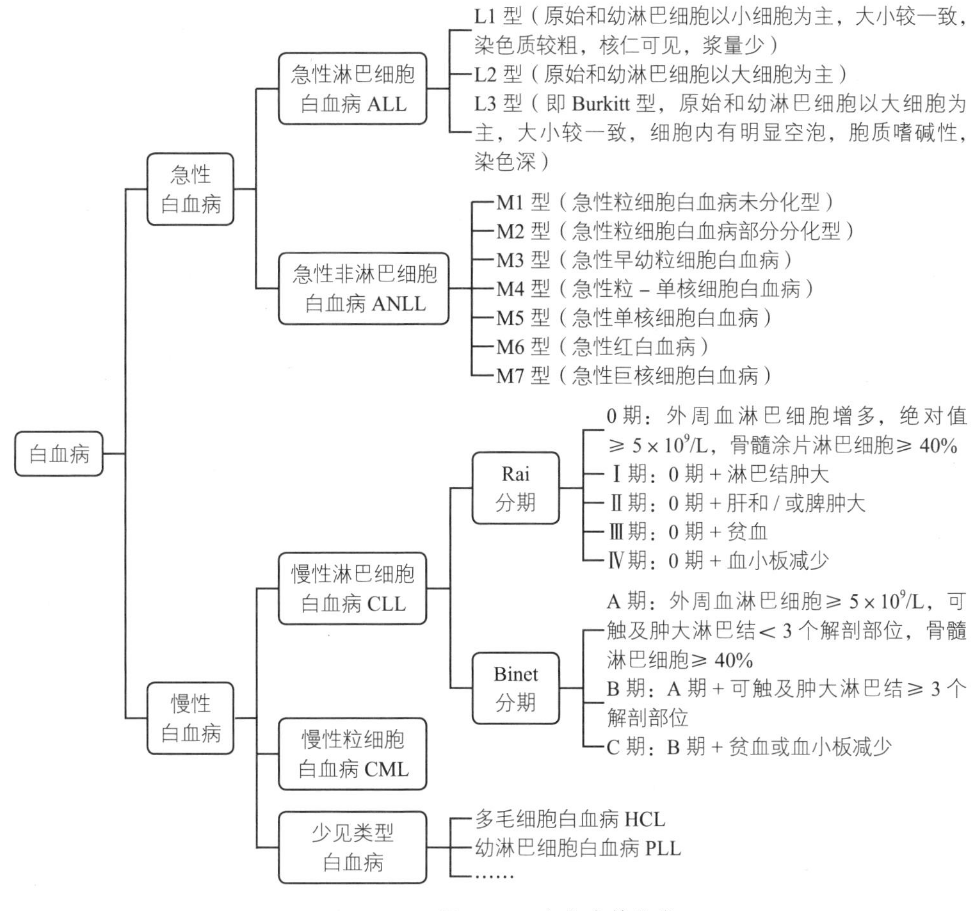

图 2–12 白血病的分类

一、白血病的临床症状

起病多为急骤发热、全身疼痛，进行性贫血和显著的出血。也可发病缓慢、逐步发展，多在劳动时气急、乏力和食欲不振。约半数患者发展急骤。患者可见出血、发热、面色苍白、四肢无力。急性患者可见淋巴结肿大，关节疼痛。由于白血病细胞在全身各部位浸润，加之出血和感染的影响，因此每个患者起病方式及首见症状各有不同。由于造血细胞减少而引起的症状包括发热、出血、贫血等。

二、白血病的中医治疗

属于中医急劳、虚劳、热劳等证候范畴。病机为正气虚衰，或热毒内蕴、气血两燔；或气阴两虚、气不摄血；或气虚血瘀、阻络成积。白血病病位在髓，属肾，与脾胃有关。疾病特点为“毒、瘀、虚”，故治疗思路以清热解毒、活血化瘀、益气养血为主，具体如下。

清热解毒：使用清热解毒、凉血止血、消肿散结的中药，清泄肝胆之火，清解化学药品的毒副作用，兼顾药理学抑制癌细胞的目的。常用中药包括蛇莓、白英、白花蛇舌草、七叶一枝花等。

活血化瘀：白血病常见并发症之一即弥漫性血管内凝血，可使用活血化瘀、化痰散结类中药，如浙贝母、山慈菇、半枝莲、半边莲等。

益气养血：白血病患者出现的乏力、心悸等症状皆由气血两虚所致，同时西药化疗也会对心肌、脾胃、肝肾造成损伤，故中医临床中使用益气、养血、补肝肾的药物，如党参、黄芪、当归、地黄、桑寄生、菟丝子等。

案例一 患者曹某，女，1942 年出生。1988 年 4 月因乏力、上肢疼痛、牙龈出血等症状，到医院血液科就诊，经骨髓穿刺等检查确诊为急性粒细胞性白血病（M2 型），化疗 8 个疗程，病情得到缓解。

自 1988 年 9 月开始服用我们的中药。于 1990 年、1996 年共化疗 3 个疗程。1992 年至 1996 年 10 月一直服用中药，未做化疗，病情稳定，后多次化验显示红细胞、血红蛋白均在正常范围，之后追访至 2003 年，生活如常。

案例二 患者倪某，男，1952 年出生。患者的职业有二甲苯丙酮接触史，于 2000 年 8 月因左上腹痛 3 个月至医院行骨髓穿刺，结果显示为慢性粒细胞性白血病。后经口服羟基脲，注射罗扰素等治疗，左上腹痛消失，血常规有所好转。

患者于 2000 年 10 月 14 日前来就诊，服中药治疗并尝试逐渐将羟基脲减量，直至停用，单用中药治疗。血常规多次复查，均在正常范围，2005 年追访，患者精神体力可，生活如常人，并能坚持工作。2018 年，患者与我反馈，同病房的 5 个病友，仅他一个人服用中药，现已康复 18 年，而其他病友均已去世。

案例三 患者李某，男，2003 年出生。于 2018 年 4 月因感冒在当地诊所输液治疗未见好转，后于医院进一步检查，经骨髓穿刺检查确诊为白血病（急性淋巴

 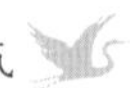

细胞白血病 ALL）。

患儿母亲因担心副作用过大，拒绝使用化疗，后求医至我院。我分析到：急性淋巴细胞白血病化疗效果好、见效快。孩子病情较重，需尽快将病情控制，不能因噎废食。化疗期间配以中药，减毒增效、提高免疫力；化疗结束后继续服用中药，防转移、防复发、提高免疫力。如此方可救命！

后患者遵从我们的建议，自 2018 年 5 月 4 日开始服中药至 2020 年，期间化疗 3 个疗程，之后单独服用中药。2019 年复查时血象正常，骨髓穿刺提示完全缓解（CR），现生活如常。

案例四 患者霍某，1993 年确诊为 M4 型白血病（急性粒－单核细胞白血病），经化疗后效果欠佳。患者的岳父通过《中华老年报》的报道，了解到北京名医张仁济专治各类癌症。患者获悉后于 1994 年来京就医，由我父亲首诊，之后交于我诊治。患者先后服药 3 年，用中药期间，逐步减少化疗次数，拉长化疗间隔，直至指标完全正常、停用化疗。患者至今（2021 年）健在，生活如常人。

随着现代医学对于急性白血病治疗的研究，已经有更多的治疗方法用于临床，如放疗、造血干细胞移植、分子靶向、放射免疫治疗、细胞治疗等。

中医药在急性白血病中的应用也因药理学的发展、中医肿瘤专家的不断尝试有了显著的突破。其在临床上的地位不再是化疗过程中的辅助疗法，在预防和康复阶段，中医药都起着不可替代的主导作用，能够有效延长患者生命、提高患者生活质量；在治疗阶段，中西医结合已经深入运用，成千上万的病历显示，二者结合的疗效更为显著。

内服外治消肿瘤

患者白某，女，1974 年出生。于 2012 年 8 月 30 日，经病理诊断为右小腿间叶源性恶性肿瘤，符合近端型上皮样肉瘤。经右侧小腿上皮样肉瘤根治术后，没多久就出现了复发。2018 年 4 月，肿瘤已转移至头皮，后经病理确诊为头皮恶性肿瘤。

虽然白女士度过了 5 年生存期，但生命仍时时受到肿瘤的威胁。此时医院除了化疗外没有更好的办法，几个疗程化疗（多西他赛＋吉西他滨）下来，白女士出现了骨髓造血功能抑制。

2018 年 9 月 30 日，白女士经病友介绍来到鹤年堂就诊，她提供的近期出院诊断里，赫然罗列了诸多的条目：右侧小腿上皮样肉瘤根治术后复发化疗后；右侧小腿上皮样肉瘤根治术后复发Ⅳ期；双肺转移；头皮转移；右侧背阔肌转移；左乳腺癌保乳术后，化疗后（pT1cN0M0，Ⅰ期）；畸胎瘤切除术后；肝囊肿；左侧股骨头滑膜疝。

手术、化疗让白女士遍体鳞伤，更让她难受的是头皮的转移：黑色的肿块突兀地挂在侧脑之上，时刻提示着这躯体是癌细胞活跃着的病体。

如今白女士虽疾病缠身，但脾胃之气尚足，此乃正面对抗头皮肿块的好时机。以内服汤药提高免疫力、升高白细胞、强健脾胃，做好后勤保障工作，再以外用贴膏软坚散结、缩减肿块，主动出击。

白女士对如此内服外治之法颇为信服，遵循医嘱用药半月余就已看到明显变化。自 2018 年 9 月 30 日至 2018 年 12 月 5 日，白女士共经两诊，中药内服 + 贴膏外敷两个月，鸭蛋大小的肿块完全消失并收口（图 2–13）。

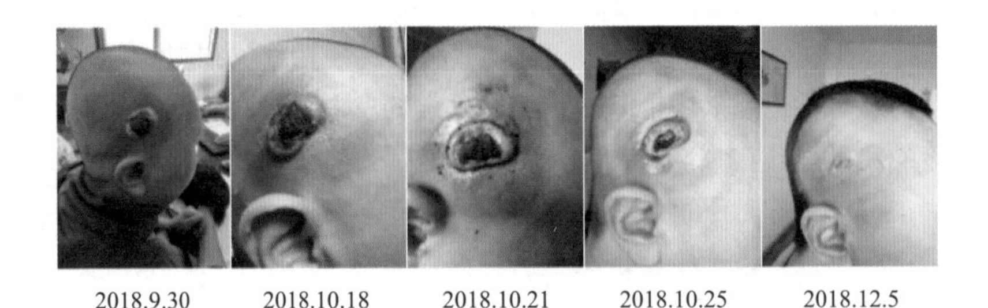

2018.9.30　2018.10.18　2018.10.21　2018.10.25　2018.12.5

图 2–13　2018 年 9 月 30 日至 2018 年 12 月 5 日患者治疗前后对比图

高兴的白女士在患者群中分享自己的治病经历。

2021 年 7 月 23 日，白女士复诊，虽然头部肿块已经消去，但极为顽固的肿瘤还是在她的身体内不断滋生和转移，此时她的精力状态尚可，仍然顽强地与癌症斗争！

癌症的治疗从不是一蹴而就、一方而愈的。从“谈癌色变”到“癌症≠死亡”，从“中国式控癌”到“肿瘤整合医学”，再到“中医免疫康复疗法”，理论的升华指导着我们的实践，不断完善的医疗理念，不断求新的医疗手段，反复强调的饮食营养、运动良药，反复推崇的群体抗癌、超越生命，当一切的努力综合交融，方能在抗癌路上创造奇迹！

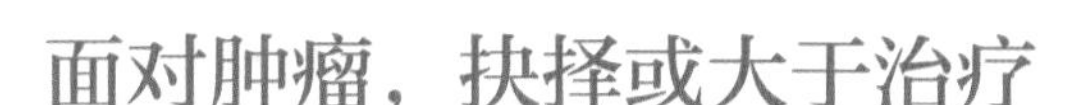

面对肿瘤，抉择或大于治疗

闷热的正午，空气潮湿，天地凝成了蒸笼。楼宇间，空调风机齐齐地转着，仿佛时间重复到静止。诊室外的走廊上，患者们或坐或站，脸上挂着焦急与期盼。一个男孩稳稳地坐在一角，默默地观察着周遭，他的淡定从容宛然大人模样——医院已成为他最熟悉的地方。

男孩是右腘窝纤维瘤患者，他端端地坐在轮椅里，因瘤体肿大而挤变了形的右腿紧紧地盘架着，整个膝部膨胀成一个硕大的气球，内里充盈的却是随时可能引爆的“炸弹”。

等候多时，终于轮到了男孩就诊，再次见到我，一种亲近感油然于面庞。朴实的孩子双眼中带着感恩，透着超越年龄的成熟，那是多年抗癌经历锻炼而来的。

仔细询问了近期治疗情况、检查结果、瘤体状态、起居生活条件，才知道男孩如此坚强，坚持自己穿衣、吃饭、上下楼，若不是近期瘤体有增长趋势，这次就选择网络就诊了。

听着孩子妈妈的讲述，不免心疼起来，男孩出生于2009年，患病已有5年多了，当时医院建议截肢，可孩子父母想，4岁的孩子断了一条腿，以后怎么生存啊，何况即便截肢也极易出现转移，很多患者都是挨了一刀又一刀，最后仍逃不过生命的陨落。后来，父母带着男孩来到了北京鹤年堂，我们权衡了利弊，给出了中肯的建议：带瘤生存，活下去，再提高生活质量。如今，男孩已服用中药4个春秋（截至2019年7月24日，患儿已于我院复诊43次），期间他做过靶向治疗，效果不甚理想（2019年3月，使用靶向药3个疗程，期间肿块增长约3cm），也曾因距离北京过远选择当地的中药，但不如我们的方案疗效明显。良好的效果在于所用的“中医免疫康复疗法”，其诊疗核心在保养脾胃的基础上，辅以清热解毒、消肿散结，规避毒性过大的虎狼之药，让孩童能够健康地发育成长！

翻看着男孩的病历，我陷入了沉思，最近2个月接诊了3例肉瘤的患儿，其中1例尤因肉瘤患儿（未截肢），因及早地采用中西医结合方法治疗，且不盲目、不激进，现恢复尚可，从需要依靠别人抱着、背着、轮椅推着的状态到能独立行走、大小便，生活质量得到了显著改善。另外 2 例患儿都是看到他的恢复而找来的病友，2 例患儿都做过截肢手术（1 例为左上肢完全离断术、1 例为右髋关节离断术），术后均在 3 个月内出现了转移（1 例骨转移，1 例肺转移），家人救人心切、医院考虑不周，往往铸成大错。

今日这男孩可以带瘤生存如此之久，完成了 5 年生存期（临床上，常采用“5 年生存率”来评价癌症的治疗效果，是指被确诊癌症后经过各种治疗，生存 5 年的比率，存活得越长，再次复发的概率也越低），这是孩子父母的明智选择所使然。男孩父亲多方查阅资料、多个患者群中咨询了解、不盲目轻信个人、集众多知名医院专家之观点，最后以勇气和智慧做出正确的决定。父母和男孩在决定带瘤生存之后，对选择的医生抱有绝对的信任，以坚定的信心和毅力支配行动，用家庭的温情彼此扶持，让身处崖边的患儿迸发出超级能量，这才是他们一路前行至今的秘方良药！

思绪万千，回落在处方之上，分析病情后开出了这一诊的汤药。家人很感激，想着早些拿药，赶车回山东老家。看着他们要离去，我连忙让学生拿出饼干赠予男孩，毕竟还是孩子，拿着饼干的他开心地笑着，那笑容和窗外的阳光无二，灿烂并且耀眼。

To live，then to live better.
Though cancer may not be cured，
waiting for the better treatment，
please believe，the best is in future！
活下去，再提高生活质量。
也许癌症不能治愈，
但要期待，奇迹可能就在路上，
请相信，有希望，就有未来！

对于无法治愈的疾病，现阶段可采取的治疗手段注定不是最佳的，而抉择或大于治疗。现有的各种癌症治疗手段大致分为三类。

Curable（治愈性）：以治愈为目标，但是并非单纯接受这种治疗就一定能获得治愈，获得临床治愈（以 5 年生存为目标）后也还是可能复发、转移。

Palliative（姑息性）：以控制局部肿瘤、减轻痛苦、适当延长生命为目标。

Supportive（支持性）：以对症处理、基本生命支持为目标。

面对癌症患者，或许，我们应该改变治疗思路。

从“以病人为中心”到“以病人家庭为中心”，从“一味地治病”到“治未病”！

不能重专科，轻“全科”；重西医，轻中医。姑息及支持治疗应贯穿癌症治疗的始终！

做好充分沟通，将躯体治疗与心灵治疗相结合，尊重患者，尊重生命！

没有绝对的规范，只有相对的指南；没有标准的最佳治疗，只有当前可能最适合的选择！

第三章 中医康复——养太和

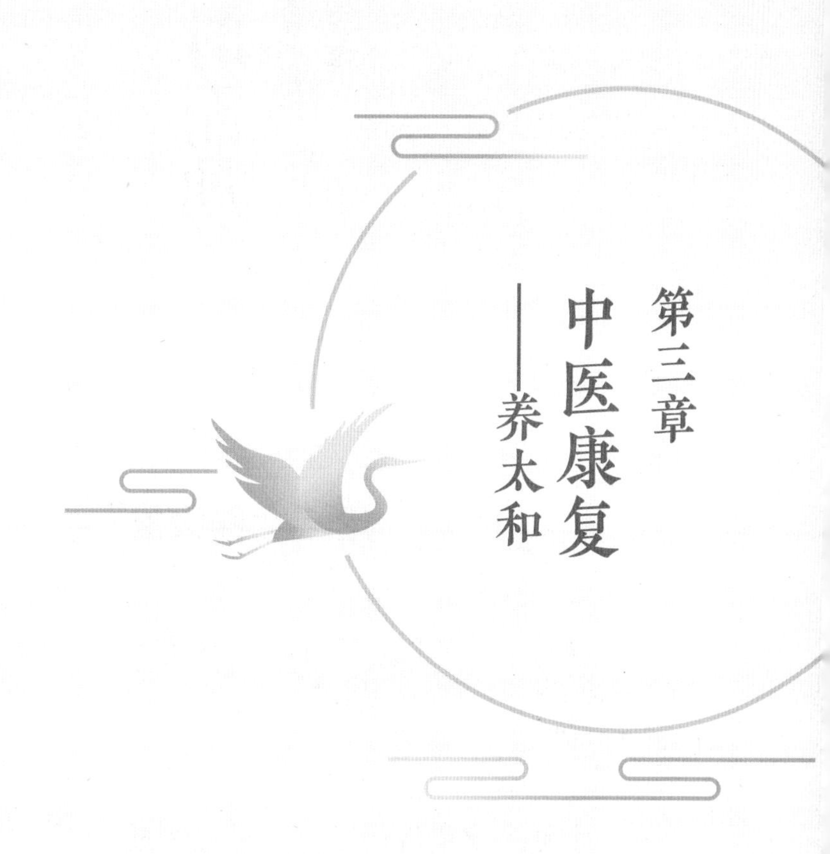

相时而动

将康复置于癌症治疗全过程

论“全程康复”

“全程康复”，来源于治疗对象——恶性肿瘤的病因学、病理学特征，来源于中西医治疗恶性肿瘤的临床实践，是“中医免疫康复疗法”运用于恶性肿瘤临床治疗形成的康复医学思想。

一、康复医学是现代医学的重要组成

现代医学被业界公认为主要由三大独立学科组成，即预防医学、临床医学和康复医学。

现代康复医学的理论、基本原理和方法，是第二次世界大战后美国的 H. A. Rusk 提出的。由此，发展于 20 世纪初期的现代康复医学成为一门独立的学科，并在医疗实践中长足发展。尤其是在癌症治疗领域，康复医学的指导作用日益显著，以至于出现“癌症康复学”的概念。1972 年，美国国家癌症研究所明确提出了癌症康复的任务和目标：诊断时的心理支持；治疗后的最佳身体功能；需要时的康复治疗和职业咨询；最理想的社会功能。目前，国内外论及癌症康复，仍以此四大目标为依归。应当说，美国国家癌症研究所提出的这四大目标意义重大，其意义主要在于对康复认识上的突破性和科学性。具体表现在把康复置于癌

 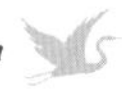

症治疗的全过程，并将现代健康概念贯穿于此过程的始终，从而有力地推动康复医学发展为与预防医学、临床医学相并立的现代医学的重要组成部分。世界卫生组织在《阿拉木图宣言》中提出："健康是身体上、精神上和社会适应上的完好状态，而不仅仅是没有疾病和虚弱"，并且提出，"健康是基本人权，达到尽可能地健康水平，是世界范围内的一项重要的社会性目标"。

康复医学的最高目标就是使患病的人恢复健康，而不仅仅是治愈疾病和使患者重返社会。因此，上述癌症康复的任务和目标的提出，对于治疗癌症是有突破性意义的。但是，其具体内容仍有很多不完善之处，特别是临床治疗中的康复问题仍然被排除在外。而这一点，恰恰是康复医学作为一门学科，尤其是"癌症康复学"作为其一个重要分支所不可缺少的重要内容。

美国国家癌症研究所提出的任务和目标之一是"诊断时的心理支持"，之二是"治疗后的最佳身体功能"。治疗期间难道就不存在康复的问题吗？实际上，这一过程中的康复特别重要，不仅对临床治疗的效果有着直接的影响，而且很重要地影响预后。具体地说，对于治疗效果的好与差，对于机体功能恢复得快与慢、质量的高与低等，其影响直接、重大，甚至许多情况下带有决定性。这是"癌症康复学"需要解决的主要问题之一。因为癌症不同于人类社会面临的其他任何顽症，不解决临床治疗中的康复问题，就没有真正意义上的"癌症康复学"。

二、癌症的三大特征

癌症是全身性疾病的局部反应。之所以如此论断，一方面源于癌细胞本身疯狂繁殖的速度和转移扩散的特性，使病变从局部到全身；另一方面，患者心理上产生的恐惧、担忧等精神性因素造成非病变部位也会出现功能弱化。因此从身体到精神的整体性病变，是癌症区别于其他疾病的一个重要特征。

癌细胞的繁殖，是以几何级数成倍地增长的。据统计，消化系统的食管癌、胃癌、肠癌等癌细胞繁殖的倍增时间是33天，乳腺癌倍增时间是40多天，等等。这种呈几何级数增长的繁殖速度是许多疾病所没有的。癌细胞的生长方式是以浸润性侵蚀周围组织扩散，同时通过淋巴管、血管等途径向全身脏器和组织转移。内脏器官的一些肿瘤侵犯到最表层时，癌细胞还可以脱落到邻近或较远的器官表层上继续生长繁殖，被称为种植性转移。

西医选择手术、放、化疗，传统中医选择"以毒攻毒"用药，目的都在于尽快消灭癌细胞，消除癌细胞扩散和转移的危险。然而手术切除或放、化疗后，只要有一个癌细胞还活着，就会继续疯狂繁殖、扩散和转移。而且，这些治疗方案的毒副作用对人体损害不小。因此，单靠手术、放、化疗等外科手段，很难对付这种整体性病变，只有采取各种康复治疗的手段加以配合进行综合治疗才能更加有效地对付这种整体性病变。所以说这是癌症的首要特征。

癌症的第二个重要特征是功能性病变。当然，这种功能性病变也是全身性的。人体内部有心血管系统、消化系统、呼吸系统、内分泌系统、神经系统等。各个系统的器官发挥着不同的功能，构成人体的生命过程。癌症的特性之一就是毒害全身组织器官的功能，使其弱化到衰竭。人体某组织系统的某个器官患病，例如消化系统的胃患炎症，即胃炎，一般不影响食管、肠等消化器官的功能。胃癌则不同，不仅整个消化系统的功能受到影响，甚至邻近组织系统的功能也会受到影响。例如，有的胃癌患者的消化功能明显全面减弱，甚至出现呼吸不畅等呼吸系统症状；而有些肺癌患者则表现出食欲不振、身体消瘦等消化系统症状。组织器官功能的削弱就是生命功能的削弱。癌细胞从根本上攻击毒害人体，我们也只有从根本上消灭它，才能取得彻底治愈的效果。因此在临床治疗时，不仅要杀灭癌细胞，而且要保护正常细胞，要保护、恢复和增强机体的组织功能。

癌症区别于其他疾病的第三个重要特征是直接破坏机体的免疫系统，损害机体的免疫功能。癌细胞在疯狂繁殖的过程中，大量释放 IL–10 等各种免疫抑制物质，使机体的免疫机制不断被破坏，并且阻止免疫系统的 NK 细胞和 LAK 等效应细胞发挥正常功能。人体的免疫系统是细胞中存在的一个保卫人体健康、抵制外来侵犯的保卫系统，是癌细胞的天敌。保卫系统被破坏，保卫功能被损害，解除了自我保护的“武装”，人体的组织器官就只能任由癌细胞侵犯。而手术、放、化疗等治疗手段，不仅不能保护免疫系统，放、化疗还会损害免疫系统，为了尽可能把癌细胞切除干净，手术时不得不切除许多正常组织，也会对免疫系统造成不同程度的损害。特别是放、化疗之类的杀伤性治疗使癌变被重创之后，同时也加重了免疫系统的损坏程度，为残余癌细胞的疯狂繁殖和扩散、转移大开方便之门。

由此可见，在利用现有医疗技术手段治疗癌症的同时，必须把被癌细胞破坏、毒害的组织器官、免疫功能的康复治疗融于其中。“中医免疫康复疗法”便是以此为康复要点，称之为“全程康复”。

三、全程康复的 3 个阶段

全程康复，是明确地针对癌症的上述三大特征而提出的一种治疗方法，是配合手术、放化疗、生物治疗、中医药治疗等手段同时进行的。其主旨是修复、保

护和增强机体组织器官、免疫系统，恢复和提升机体组织器官和免疫系统功能，在杀灭癌细胞的同时保护和壮大自身。

全程康复，把康复治疗贯穿于从确诊、治疗到恢复健康的全过程。具体分为下述 3 个阶段。

1. 确诊后的疏导性康复

患者被确诊为癌症后，一般会出现恐惧、担忧等一系列心理问题。即使不告知患者，患者也会敏感地猜测、焦虑、心神不定等。心理上、精神上的种种不良反应对于治疗、康复都是不利的。疏导性康复治疗主要是心理治疗，目的在于使患者保持一种积极、健康的心态，树立战胜疾病的信心。

2. 临床治疗的支持性康复

不论西医的手术、放疗、化疗，还是传统中医的中药治疗，目的都是杀灭癌细胞，消除病灶。此阶段康复治疗的主要任务是支持临床的杀伤性治疗。心理治疗自然必不可少，但主要是以药物支持，通过药物缓解、消解杀伤性治疗的毒副反应，杀灭手术、放、化疗等治疗后残存的癌细胞，修复被破坏的组织器官和免疫系统，保护组织器官和免疫系统，增强组织器官和免疫系统的功能。

支持性康复治疗要针对患者的个体差异、病因、病理等实际情况和杀伤性治疗的具体情况，在杀伤性治疗之前、之中、之后进行，不必强求一致。对于不宜进行手术、放、化疗、生物治疗的患者，中医药的杀伤性治疗与支持性康复治疗则应同时进行，即在临床治疗的处方中，要兼顾杀伤性治疗与支持性康复治疗。这也是“中医免疫康复疗法”的医学思想和治疗原则。

这里需要特别指出的是，运用生物疗法进行临床治疗也需要辅之以支持性康复治疗。现代生物治疗包括细胞因子治疗、主动特异性免疫治疗、过继性免疫治疗、抗肿瘤单克隆抗体及其交联物抗体的导向治疗和基因治疗等。生物治疗的机制是通过激发和利用机体的免疫反应来对抗、抑制和杀灭癌细胞，同时调节和改善人体免疫功能，恢复人体生命机制的稳定。但是，目前已用于临床的生物疗法并非无懈可击。例如目前在临床上应用较多的 IL-11，属细胞因子疗法中的细胞介素，较长时间及大量使用会损伤毛细血管内皮细胞，导致心脏毒性、低血压、发热、腹泻等毒副反应，严重者会出现肺水肿。因此，在现阶段使用生物疗法应十分谨慎，当必须使用时配合支持性康复治疗较为安全。

临床治疗阶段的支持性康复治疗绝对不是可有可无的治疗手段。因为癌症这种疾病病因复杂、治疗手段复杂、康复问题复杂、社会心理问题也相当复杂。在临床治疗过程中，患者心理随着治疗效果的波动随时会出现反复，对患者的心理治疗和心理护理不能放松。

支持性康复治疗更多表现为前述缓解、消除临床治疗可能产生的毒副反应和生理康复。例如，癌症患者长期卧床会导致肌肉失去力量、耐力和容积，这就需要防止和克服肌无力的康复治疗，从而为临床治疗癌症创造良好的条件。又如骨及软组织癌症，手术后必须严格控制水肿，防止关节屈曲和萎缩等并发症发生，就须及时进行相关生理治疗。总之，各类癌症在临床治疗中都存在着需要通过康复治疗来解决的问题，只有把临床治疗和康复治疗结合起来，才能达到满意的治疗效果。

临床治疗阶段的支持性康复治疗对此后患者的恢复性康复关系重大，不仅能提升临床治疗效果、缩短患者住院时间，而且为下一步进入全面康复期打下较为牢固的基础。

根据癌症临床治疗阶段与支持性康复治疗不可分割的关系，以及目前临床治疗阶段运用康复治疗尚不健全、不完善的状况，若能把支持性康复治疗作为临床治疗的一条治则列入规章制度中，列入医学院校的教材中，对于康复学的发展将大大提升。

3. 临床治疗后的恢复性康复和姑息性康复

患者经过时间长短不一的临床治疗后，通常分为两种情况。一种是临床治疗成功，包括基本治愈、癌变被完全控制后各项检测指标趋于正常水平；另一种是癌变不能控制继续恶化。前者进行恢复性康复，后者采用姑息性康复。

（1）恢复性康复。主要任务是防止复发、转移，恢复到健康水平。

由于前述癌症区别于其他疾病的三大特性，癌症对人体各系统、各器官的损害是临床治疗难以解决或难以完全解决的，临床治疗完成后的恢复性康复治疗就显得特别重要。许多癌症患者出院后不久又出现复发、转移因而丧失生命，大多与没有进行或没有认真进行恢复性康复治疗有关。

恢复性康复治疗包括心理治疗、生理治疗、药物治疗、食物治疗和改变不良习惯、学会健康生活方式等。不同的癌症患者可以有不同的侧重点，但心理治疗、药物治疗、体能锻炼和食物治疗却是必不可少的。癌症不同于其他疾病，临床治疗完成后并不等于治愈，因为现有临床治疗技术都很难把癌细胞彻底消灭，所以临床治疗完成后，复发和转移的可能性依然存在。恢复性康复治疗的目的，就是阻止这种可能性转化为现实，就是要把这种可能性消弭于无形。要做到这一点，增强免疫功能是关键，是核心。可以说，恢复性康复治疗解决的核心问题就是增强机体免疫功能。心理治疗可达到开朗、乐观、心态良好的精神状态，有利

 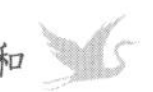

于增强免疫功能；药物治疗可直接提升机体的免疫功能；体能锻炼、食疗能改善身体素质，也能直接提高免疫功能。有了这道牢不可破的“防线”，有了这支强大的“军队”，癌细胞就失去了作恶的条件和机会，通过恢复性康复治疗达到完全健康水平是应当能做到的。

（2）姑息性康复。主要任务是减少痛苦，提高生存质量。

不可把所有的晚期癌症患者视为只能“等死”的患者。事实上，许多晚期患者都有带瘤长期生存的可能性。我院接诊的数万病例中就有一批晚期癌症患者带瘤生存 5 年以上到十几年以上的。而已去世的患者中，大多为自然死亡，有的是患其他病死亡，同未患癌症的人走完生命历程并没有实质性的差别。因此，姑息性康复治疗的对象，锁定为晚期癌症中那些不能控制和治疗因而继续恶化的患者。毕竟现代医学科学技术尚未完全攻克癌症，癌症到晚期在临床治疗阶段完成后因继续恶化很快去世的患者也不少，只能选择姑息性康复治疗，使其在有限的生存期内减少痛苦，提高生存质量。

四、癌症治疗中的全程康复

全程康复，贯穿于癌症患者从确诊到恢复健康的全过程，是“中医免疫康复疗法”的重要组成部分，也是相对独立的补充部分。“中医免疫康复疗法”综合了临床治疗杀死癌细胞、清除病灶、缩小肿块、抑制癌细胞增生扩散、阻断转移和康复治疗保护好细胞、修复被破坏的免疫系统、提升机体免疫功能等内容。其中，姑息性康复适用于失去临床治疗机会或治疗失败的患者；恢复性康复适用于临床常规治疗结束后的癌症患者。需要注意的是，部分没有机会的患者经过姑息性康复治疗，有可能病情稳定、体质恢复，又达到临床治疗或开展恢复性康复的条件。实践证明，患者经临床施治后再进行恢复性康复治疗，效果令人满意。

案例一 汪某，女，1937 年出生。1991 年 10 月确诊患肺癌，同年 10 月 22 日行手术切除。术后切片诊断为黏液性肺右下乳头状腺癌，肺门有一个淋巴转移灶。即行放疗 33 次。此后，因放疗患放射性肺炎，造成严重肺积水，并出现胸椎第四、五节骨转移，身体十分虚弱。1993 年 10 月慕名前来求治。经诊断后，开始服我处系列方剂。到 1997 年上半年，病情完全稳定下来。汪某在服用中药方剂的同时，坚持科学的恢复性康复治疗，身体状况良好。2005 年春节，她被北京市精神文明办公室评为“抗癌明星”。

案例二 白某，男，1950 年出生。1996 年 6 月体检发现肺部患癌症，后诊断为左上肺中分化鳞状癌并纵隔及淋巴转移。同年7月11日行手术，切除肺52%以上。术后即行放、化疗。鉴于放、化疗的毒副反应，患者数月后改服我处中药，身体状况逐渐好转，不久便重新回到工作岗位。从1996年至2000年，白某坚持服中药，服用次数和剂量逐渐减少，直至停药，身体健康状况良好，未出现复发或转移。

案例三 张某，女，1958年出生。1992年10月发现左乳肿块，呈逐渐增大趋势。1993年3月，确诊为左乳癌入院治疗。因查患风湿性心脏病，心脏扩大，心功能不全，不能手术，遂予以放疗。放疗两周突然晕倒（因停地高辛心衰所致），因而中止放疗。同年6月来我处求治，予以中成药（康宁冲剂，详细内容见“中医免疫康复疗法在乳腺癌中的应用”）配合汤药治疗10个月。复查显示左乳肿块密度变淡，大小无变化。继服中药1年。1995年4月复查示乳腺肿块消失，病灶处散在沙粒样钙化，导管内钙化。追访7年余未有复发、转移。

全程康复，重在“全程”，即从确诊到恢复健康。在现有医疗技术条件下，忽视任何一个环节或者会对治疗产生不利因素，或者会留下隐患，必须予以高度重视，万不可掉以轻心。肿瘤康复学涉及医药学、护理学、心理学、社会学、伦理学、营养学等诸多方面，既是一门独立的单项学科，又是一门综合性的学科。对癌症的疏导性康复治疗和恢复性康复治疗的研究和应用已经比较成熟，而对临床治疗阶段支持性康复治疗的研究和应用尚处于起步阶段。如何在临床治疗中结合引进支持性康复治疗尚有许多问题未被发现或未被解决。临床治疗中辅以康复治疗已在许多肿瘤医疗单位运用，随着支持性康复治疗在提高临床治疗效果、改善临床治疗不足方面的作用进一步显现，认识和研究的进一步深入，癌症治疗显效率和有效率的大幅度提高是完全能达到的。

论“带瘤生存”

一、“带瘤生存”是客观存在的事实

“带瘤生存”，是与“癌症＝绝症”相对立的概念，是与癌症到了晚期、手术和放、化疗无效就被宣判“等死”不同的道路。“带瘤生存”是指癌症患者，

 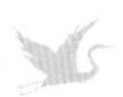

无论是没有机会做手术或放、化疗，还是在手术后转移或放、化疗无效的情况下，都可以带着癌瘤继续生存。这是客观存在的事实，然而长期以来，医患双方大都会忽视这个事实，固执于片面的、局部的癌症认识之中（癌症治疗无效，或没有适合方法治疗，便建议放弃治疗）。因此，正视“带瘤生存”的事实，树立“带瘤生存”理念，是对传统观念的突破。

自20世纪80年代至今，我们已记录的16000例病历中，“带瘤生存”5年以上者约占60%以上，主要包括下面4种情况。

1. 手术后转移或行放、化疗无效的癌症患者

这类患者较多，经采用“中医免疫康复疗法”后效果显著。

例如患者沈某，男，1950年出生。2000年11月14日因“黄疸”到医院就诊。经检查诊断为肝门癌，行剖腹切除术，切除胆囊、胆总管。术后病理为高分化胆管癌。术后化疗8次，因发热、体力不支而中止。2002年4月10日开始接受中医治疗，先后服用中药50剂，中成药40盒（康宁冲剂），病情显著好转，精神体力均佳，已恢复工作。

又如患者刘某，女，1944年出生。1989年确诊为肾癌，行右肾切除术。1997年4月出现腹泻每日2~3次，发热38~39℃，排黑便。行B超及钡剂灌肠X线检查，发现肝及结肠转移性肿块影。同年5月12日行肠内肿物（约6cm×7cm）切除术。术后病理为肾透明细胞癌，肝及结肠转移。内置化疗泵2支，化疗1个疗程。1997年6月10日开始中医治疗，服用中成药（康宁冲剂）至2002年，康复效果明显，未见复发症状，生活、工作正常。

2. 拒绝手术或放、化疗的患者

因种种顾虑，有些患者拒绝手术或未行放、化疗而选择中医药治疗，“带瘤生存”至今。

例如患者易某，男，1932年出生。1985年2月，因喉头疼痛、进食困难到医院检查，确诊为右声带浸润性鳞癌，拟择期做手术全喉切除。患者不愿意丧失发音功能，未做喉切手术。1986年3月27日，父亲张仁济为其施治，服中药汤剂60剂后喉不痛了，声音洪亮了。至医院复查，除声带略有炎症外，原癌灶消失，1987年恢复工作。此后他坚持长期服用中药治疗，1994年9月30日做纤维喉镜检查显示喉部正常、声带光滑、活动自如、色泽正常，此后再无异状。

又如患者曹某，女，1951年出生。患者因鼻腔堵塞不通，于1996年4月确诊为右鼻腔恶性黑色素瘤，浸及鼻咽部、右上颌窦及右后筛窦。确诊后未行放、

化疗，患者家属也不愿手术。1996年5月10日接受中医治疗，当时患者右面部、右耳及咽部明显肿胀，呈持续性疼痛，感右鼻腔堵塞，流鼻涕，偶感头痛。经中医治疗两年半，症状逐渐消失，于1998年11月19日复查CT示右侧鼻腔及右上颌窦内肿物大部消失。追访至2021年，患者生活如常人，无任何不适症状。

3. 由于癌症病灶位置而不能进行手术或放、化疗的患者

例如患者李某，男，1930年出生。患者于1993年3月确诊为左上肺癌，拟行手术治疗，但由于肿块贴近主动脉，大小约4cm×5cm，手术、放、化疗都存在着很大的危险。经反复研究，决定放弃手术治疗和放、化疗。1993年4月，患者寻至我处，服用中成药（康宁冲剂）1年。1994年3月18日复查，X胸片显示未见明显占位病变，说明癌症病灶已被控制。继续坚持服药一年半，1995年11月复查，与前次复查胸片对比基本相似。患者此后状况如常人，追访至2021年，未有复发或转移。

4. 癌症晚期由于种种因素未行手术、放、化疗或对放、化疗不敏感的患者

例如患者郭某，男，1937年出生。1993年11月患者确诊为肝右叶肝细胞癌。B超检查显示肝脏右前下段巨大肿块约9.6cm×9.4cm。患者未做手术和放、化疗，选择了中医治疗。1993年12月7日开始服用中药，一个多月后复查，肿块已缩小到直径6.0cm，不很规则。又继续服中药2年，1996年1月2日复查，肿块已缩小到3.8cm×2.2cm。此后追访5年，患者“带瘤生存”无不适症状，生活如常人。

事实上，多数被判定为无法救治而病危的患者，并非完全没有办法，而是没有找到救治的方案。只要牢固树立“带瘤生存”的理念，在患者确诊为癌症时，全面地而不是片面地、整体地而不是局部地去认识所患癌症，运用西医和中医的各种治疗方法综合施治，处于中期的患者完全可能不致恶化到晚期，晚期患者也完全可能实现对癌变的抑制性控制，在延长生存期的过程中获得治疗时机（图3-1）。

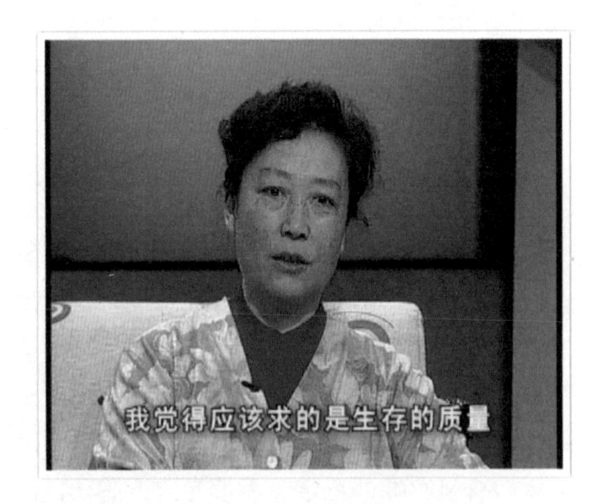

图3-1 1999年，我在《相约夕阳红》节目中提出“追求生存质量大于根治癌症”的观点

二、"带瘤生存"被忽视的原因及"带瘤生存"的科学认识

"带瘤生存"是客观存在的事实，为什么长期以来被无视或忽视呢？为什么许多癌症患者及家人仍然谈癌色变或讳言癌症呢？问题在于对癌症的认知误区。

误区一：癌症是绝症

"癌症不能治，能治就不是癌"的说法一度颇为流行，以至于有许多明明是癌症的患者被治愈后，人们还怀疑其真实性，以为患者被诊断错了，本来就没有发生癌变。其实，在人类社会的医疗史中，许多疾病如天花、霍乱、肺结核等，流行之初都无药可治，只能眼睁睁地看着患者死亡，因而被称为绝症。但随着医学科学的进步，"绝"转变为"不绝"，不治之症转变为可治之症是一种正常的社会现象。癌症同样是如此。现代医学目前尚未宣布已经攻克癌症，然而随着医学科学技术的进步，对癌症的认识不断深入，治疗癌症的技术手段和中西药物已越来越先进和成熟，治疗有效率在不断提升，攻克癌症已为期不远。

误区二：治癌症靠西医

西医的现代检测技术是先进、可靠的，作为治疗癌症应当依靠的技术手段是无可置疑的。西医的手术切除以及放、化疗杀灭癌细胞是有效的技术手段，也是必须肯定的。但是，如果不看到这些技术手段的局限性和副作用，就走进了误区。

手术治疗，一般适用于早期、中期和局限性肿瘤的切除治疗。手术切除癌肿，短期疗效确切，尤其是对早期癌灶行切除手术更是临床效果显著。但是，现代检测手段已经证明，手术无法切除肉眼看不见的微小病灶，也不能切除转移扩散的癌细胞，不可能做到癌细胞转移到什么部位就切除到什么部位。这就是手术的不彻底性。由此而导致的癌灶局部扩散和癌细胞潜在转移，埋下了形成新病灶的隐患。

放射治疗则是一种局部治疗手段，具有杀死局部癌细胞的作用。但是，由于副作用较多，例如在杀死癌细胞的同时会抑制机体的免疫功能，对肌肉、神经的损伤较大，难于恢复，可能带来不少的后遗症。

化学疗法对敏感的癌细胞有较为明显的杀伤力，对于手术后患者和中晚期原发灶、转移灶、亚临床转移灶均有治疗作用，但其副作用是必须充分正视的。因为化学药物的特点是无选择性，在杀死癌细胞的同时，化学药物不仅会杀死正常

细胞，而且会对机体的免疫系统产生破坏作用，严重的会使人体丧失免疫功能。特别需要指出的是，现代医学科学已经证明，化学疗法不仅有破坏骨髓造血干细胞功能的危险，而且有诱发基因突变和致癌的危险。

西医治癌的手术、放、化疗等手段的有效作用仅仅为治标而不是治本，这点早已成为共识。因此，认为治癌靠西医或不加分析地认为治癌首选西医，也是一大误区。

误区三：中药不能治癌

中医使用毒性大的药物治疗癌症是传统疗法“以毒攻毒”，这种疗法使中医治癌的有效性常被误解。以毒攻毒的主要弊端是在杀灭癌细胞时严重破坏机体的免疫功能，损害机体内环境的平衡。人们对现代中医和经现代科学技术手段研制的中药的治癌有效性缺乏认识，由此造成延长生存期甚至治愈的机会丧失。

由于上述3个方面的误区，中医能够治疗癌症的事实至今尚未被普遍接受。父亲张仁济1980年挂牌行医运用免疫疗法治疗癌症，正是反上述误区之道而行之，既不同于西医的手术、放、化疗等杀伤性疗法，也不同于传统中医的“以毒攻毒”疗法。他使用的中药配伍是20多年治癌临床实践中筛选出的50余种具有杀死癌细胞效力而又不损害好细胞的中草药，其治疗机制就是保护和提升机体免疫功能。这是治疗癌症的治本之道，也是门诊治癌维持高有效率的奥秘所在。现代医学科学已经发现，癌症难治愈的一个重要原因是其破坏机体的免疫系统。癌细胞在疯狂繁殖的同时释放出大量PEG2、TGF-β、IL-10等免疫抑制物质，阻止机体免疫系统的NK细胞、LAK、TIL等效应细胞发挥功能，导致机体的抗癌功能缺陷乃至丧失。通俗地说，机体免疫系统的破坏表现为病情加重，机体免疫功能的丧失表现为病情难以逆转。“带瘤生存”便是在免疫功能受损时，谋求与肿瘤和谐共处的方法，“带瘤生存”是一个科学的、符合实际的理念，为众多不可手术，或手术、放、化疗效果不好的人群提供了新的选择和长期生存的方向。

三、树立“带瘤生存”理念的重要意义

“带瘤生存”对于医患双方都是治疗观念上的一个大转变。观念变，天地宽。正视“带瘤生存”，勇于“带瘤生存”，乐于“带瘤生存”，就会在医者和患者的面前展现出广阔的治疗前景。

观念转变的重要意义在于：打破对癌症认识的传统误区，由片面的认识转变

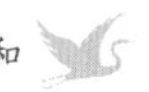

为全面的认识，由局部的认识转变为整体的认识，由治标转变为标本兼治，从而增强责任感、自信心，从根本上打破中西医的分离，调动一切治疗手段于临床，针对病情实现有效治疗手段的最佳组合，不断提升治疗效果。

人类抗癌历史悠久，但真正科学、有效的治疗是科学发展到20世纪初才开始的。手术、放疗、化疗、中医中药等各种疗法在近百年的时间里不断在实践中发展、提升疗效，已到难以再提升的地步。新疗法、新药物（如靶向药物、生物治疗药物）等才刚刚开始进入临床、进入市场，最终攻克癌症的医疗技术手段和药物的出现尚需假以时日。因而把各种传统的、新创的治疗手段有机地结合起来，扬长避短，综合施治，是进一步提高疗效的最佳选择。医者要熟悉和掌握现有各种治疗手段和药物，要切实准确地掌握病情及其变化，做到全程控制、综合施治，患者“带瘤生存”并不难。

例如患者廖某，女，1931年出生。1994年6月体检时发现AFP＞800mg/ml，B超提示右肝癌门静脉栓形成，肝多发性囊肿，确诊为原发性肝癌。当年7月行肝动脉插管化疗加栓塞治疗一次后，AFP降至400mg/ml。医生建议再服中药 。同年9月开始中医诊治，1996年4月10日复查，AFP降至＜50mg/ml，恢复正常。此后持续服用中药8年多，患者精神、食欲均好，自觉无不适，能从事家务劳动。

又如患者田某，男，1937年出生。1994年12月就诊右上颌窦眼眶浆细胞瘤，确诊为上颌窦癌，进行放疗后于1995年4月开始接受中医治疗。经放疗加中药治疗，患者症状明显好转。自1996年到2001年持续6年坚持用药，后行CT复查，结果显示均无复发、转移。此后追访5年，生活同常人。

现代科学揭示，基因突变是致癌的根本原因，这是分子生物学水平的认识，并不排斥中医关于肿瘤的描述。宋代《圣济总录》认为：“瘤之为义，留滞而不去也。气血流行不失其常，则形体和平，无或余赘。及郁结壅塞，则乘虚投隙，瘤所以生。”气血流行郁结壅塞是致癌的原因。虽然停留于表象的判断，并非没有道理。由于科学技术发展程度的限制，传统中医学不可能透过肿瘤的表象认识到免疫机制、基因组合的内在原因。然而，气血流行“郁结壅塞”，对免疫机制的负面影响，成为基因突变的因素之一，则是可以肯定的。

此外，心态是否健康良好，精神状态如何，直接影响着癌症的治疗，已是不争的事实。“带瘤生存”不仅仅是生存，是活下去，而且要讲生存质量，讲生活质量。生活有乐趣，才能有质量。癌症患者也要追求生活质量，才能变被动治疗为主动治疗，提高疗效，创造良好的精神环境和心理环境。患者拥有了良好的内环境，又拥有治疗康复的良好外环境，内外协调，相互作用，形成良性循环，方能使药物治疗和康复的效力发挥到极致。

提高生活质量、延长生命长度，“带瘤生存”也是一条可以选择的道路。

癌症康复路：但问耕耘，莫问收获

曾国藩的“但问耕耘，莫问收获”，是“道常无为而无不为”的经典诠释，这句话的意思并非是指埋头苦干、不求得失，而是在认真、正确的道路上持续发力，最终将自然获得相应的成就。对于癌症患者的康复，这句话所示之理非常适用。

腹腔内庞大的手术让卵巢癌患者李女士的康复之路荆棘丛生，病重沉疴，卧床不起。远程诊疗后我们为她制定了“汤药＋膏药”的治疗方案，但病情已经深入膏肓，实难逆转，所幸中医内服外治的方法使其疼痛得到了一定缓解，让患者在生命最后的时间里获得了足够的尊严。她在生命的最后时刻说道：“院长（我时任鹤年堂中医院院长）您好，我能坚持到现在，您的中药起了很大的作用。现在身体条件有限，我准备放弃……谢谢您配制的膏药（鹤年灵消贴），膏药的确是起作用的。”

另一位患者韩先生，患病后烦躁焦虑，经朋友介绍来到我处就诊。几番中药调理后，情绪、睡眠、食欲、气力均得到改善，尤其是心情的平复让他看淡了疾病种种与人生因果，豁然开朗的他好善乐施，成就了数起善缘佳话。

一次就诊时他聊起了一段经历：“在一个大雨天，我正准备开车离开医院，恰好看到一位老人在医院大门前来回张望，手里还提着行李。老人没有带伞，想必是出院没有家人陪同。我上去搭话，提出开车送她回家，老人几番推辞，但见大雨滂沱，最后便同意了我的提议。上车的是他们老两口，那天是她的老伴出院，老两口家住北京郊区，与我家并不是一个方向，看到两位老人彼此搀扶的模样，我非常感动，便不再多话，径直将他们送回家。临下车前，老人颤颤巍巍地摸出了50元钱，意予我作为车费。这钱当然是万万不可能收的！我们都是患者，老先生又是大病初愈，逢雨天结伴一程实乃缘分，老人听后也颇为感激，连连道谢。”

听闻韩先生的故事，我给予了极高的评价，韩先生却说：“和您比起来，我做的不算什么。您今年都 70 多岁了，又患癌症，还如此兢兢业业，为这么多患者服务，当之无愧是我们的榜样！您曾说过‘不要问社会能给予我什么，而是要问自己能给予社会什么’，这句话如心中明镜，时刻警示着我要做的还有很多，不能轻易被疾病打败！”让人惊叹的不仅是患者心态上的变化，疾病相关指标在治疗后也显著恢复，部分达到正常范围，这便是“水到渠成”的康复效果。

癌症患者在康复期应注意身体的变化，不陷入康复误区，降低癌症复发、转移的风险。

误区一：“装在笼子里的人”

癌症患者康复伊始，都会处于一个“战战兢兢”的状态，时刻担心癌症复发的危险。因此一些癌症患者对饮食、运动、作息要求格外严格，但凡与“致癌”沾边的食物一概不碰，甚至对于正常治疗方案也会瞻前顾后，过分紧张指标变化，最终把自己变成了“装在笼子里的人”。

误区二：进补无限制

部分癌症患者进入康复期后，会选择吃补药来“恢复元气”。人参、鹿茸等大补中药是常见的选择，但这些中药并非人人适合，不合理运用只会适得其反。

再如甲鱼、黄鳝、海参一类有较高营养价值的食物，也并非人人适宜，盲目使用会超过患者的吸收消化能力，进而有碍癌症的康复。

误区三：康复等于痊愈

在治疗告一段落后，部分进入康复期的癌症患者会自认为已经痊愈，但癌症康复不等于痊愈，即使患病 5 年后仍有出现复发及转移的可能。一些年轻的患者会争取尽早地恢复到工作学习中，甚至会更加努力来证明自己。其实癌症康复早期不适宜过早重返职场，养好身体，重新找到生活和工作的平衡，循序渐进，才是癌症康复的首要任务。

误区四：怕劳累、不敢运动

部分患者怕自己身体虚弱，不敢运动，其实癌症康复期可以适当运动。长期、科学、适量的运动能激发患者体内抗癌因子的活力，提高机体免疫力，达到与药物、饮食、心理调节相当的作用。

多管齐下

多策并用的中医康复之法

养心

癌症康复医学之家庭康复

“癌症康复医学”是围癌症期的功能康复（物理康复、神经康复、中医非药物疗法等）、心理康复、运动康复、营养康复、社会康复、家庭康复等一系列康复内容的总称，从不同维度进行多方位的干预，以调节患者身体和心理状态，恢复自理行动、语言、劳作、运动等功能，强壮体质，抵御疾病。癌症康复需要患者、患者家属、医生、康复师、营养师、心理咨询师，乃至社会组织共同参与。

长期大量接诊各类慢性疾病、重病、罕见病的患者，我们观察到不同的患者家庭氛围会产生不同的治疗康复效果，由此引发关于家庭康复的更深层思考，进而提出了“家庭康复模式”。

家庭成员的态度、行动以及与患者共同构建的生活氛围，在疾病康复过程中至关重要。患者本人、患者亲友、主治医生，三方对疾病治疗、康复起到的影响力近乎 1∶1∶1，故称为“3 个 1/3”原则。

一、家属的态度：对患者的尊重以及彼此在心理上共存治愈希冀的安慰

近 80 岁的韩伟（化名）是一位肺癌患者，两年前做了肺癌根治手术，术后仅 2 个月又检查出肝转移。家人未敢将肝转移的事实告诉老人，只是带着他辗转多处求医。

在中西医的合力治疗下，老人带瘤生存了两年余，虽然奔波折腾，却也算有惊无险。近日，患者的老伴、女儿陪同他复诊，观其神态萎靡，望其面色晦暗，查其体肤满布黑斑，而其两颊却异常红亮，种种迹象表明患者体质下降，恐疾病已呈发展趋势。

就诊期间，患者家属说数月来韩老性格变化较大，极易动怒，“即便与他无关的杂事，他也看不惯，常常大生闷气”。我与韩老推心置腹，几番亲切问询后，方将老人的心态逐渐摸清。患者“看不惯”老伴受累照顾自己，有时出于心疼夫人，想劝其少干活，可一看到她那副“我这是为了你”“我干活你别管”的态度，十分的心疼中掺杂了七分的哀怨，最终导致双方不快，甚至引发口角。

老人说话较慢，女儿频频补充，言语间能捕捉到她的抱怨和对父亲的不理解。可以看到，患者对于老伴还能发脾气，对待女儿只剩下“敢怒不敢言”了！

韩老所患疾病虽属重症，如今急转直下，与其老伴和女儿的态度不无关系。家属首先应尊重患者之人格，谨记患者身份，又不可总拘泥强调其身份。本案中家属隐瞒病情的情况是许多家庭都面临的选择，隐瞒与否在不同的人身上效果不同，还需要因人而异、从长计议。但家属若选择向患者隐瞒病情，务必应表现自然，否则欲盖弥彰，反引起患者多虑。其次，应保持积极乐观的心态，用正能量的善良、热情、周到化作彼此搀扶下去的动力。最后，家人在照护患者的过程中，操劳和付出是必然的，心理上难免会波动、纠结，身体上也可能会劳累甚至患病，合理安排照护工作，适时休息放松，尽早调理、治疗照料者的自身病症，都是必须重视的环节。

二、家属的行动：科学、合理的护理照顾能让康复路途事半功倍

孙女士是做家务的一把好手，虽然上有公婆下有儿女，她都能从容应对，井井有条。2019 年，孙女士因乳腺癌接受右乳根治术及淋巴结清扫术，手术后的

上肢水肿让她不得不远离家务和操劳。为改善不适症状和防转移、防复发，孙女士开始服用我开的中药。看似小事一桩的煎药，却让没做过家务的丈夫手忙脚乱，不是水放多，就是烧干锅，孙女士看在眼里，急在心头，言语上不断抱怨，使得丈夫更加烦躁。复诊时我们了解到此情况，果断建议他们改为医院代煎，既减少了麻烦，也去除了嫌隙由头。夫妻二人在我们的调和下，彼此也认识到对方的努力和不易，丈夫在家中更为主动，承担了更多家务；妻子则多了一分理解，少抱怨、多指点。家庭氛围融洽，孙女士的康复也收获了显著的效果。

肝癌晚期患者宋先生从体贴入微的家庭护理中延长了宝贵的生命。2014 年，宋先生因肝癌、肝硬化、腹水、黄疸、消化道出血等多重高危因素入院，同时予以内服中药、外用膏药的综合治疗，终于将危象控制。唯独鼓胀的腹水迟迟无法排出，虽然医院抽了数次，都无法彻底根除。腹水不消，患者仍随时面临危险，我们便指导患者女儿为其艾灸。详记下穴位、掌握了艾灸方法后，女儿索性辞职在家，以便精心照护父亲。每日持艾数小时成了女儿新的工作，微微的艾烟在这个家庭中氤氲聚散，功夫不负有心人，经历了 1 个多月的艾灸相伴，宋先生的腹部逐渐平坦，再入院复查时发现腹水已经消除。宋先生因女儿的悉心照顾收获了健康，女儿也在为父亲持艾的过程中熟练掌握了艾灸技法。后来，女儿开了个艾灸馆，她用手中的艾条救助了父亲，如今又用这一份孝心换来的技能成就了一番事业。

除了直接治疗疾病外，我常常给患者家属“布置作业”，从饮食、起居、按摩、运动、兴趣活动等多方面给予指点和建议，让患者家属投身到患者的生活中去，科学合理地完成日常照料，并在此过程中培养家人与患者的情感，进而改善不利的患病局面，达到延长寿命、提高生活质量的目的。

三、“家庭康复”是重病、慢性病患者及家属必须重视的一环

我国民众素来多隐忍含蓄，这造成了患者得病后不愿麻烦亲人或失于表达，家属想帮助又往往无从下手或不得要领，双方没有配合，没有达成一致的康复共识，不仅影响病情治疗，甚至可能增加治愈难度、促使疾病发展。

所以，在治疗疾病的同时，我总是鼓励患者和家属，彼此坦诚一些、坚定一些，努力去适应变化，努力去学习新的知识，无论是面对何种病魔，在亲人的陪伴和扶持下，肯定会收获相对最佳的结果！

修内功，借外力，改变“癌症性格”

提到致病因素，大多数人都会想到病毒、细菌、不良饮食、遗传等，却容易忽视性格对身心健康的影响。中医自古便认识到心理与身体会彼此影响。

> 生理影响心理——《灵枢·本神》：“肝气虚则恐，实则怒……心气虚则悲，实则笑不休。”
>
> 心理影响生理——《素问·举痛论》：“百病生于气也，怒则气上，喜则气缓，悲则气消，恐则气下……惊则气乱……思则气结。”
>
> 性格与疾病的关联——《灵枢·阴阳二十五人》：“木形之人……有才，劳心，少力，多忧，劳于事，能春夏不能秋冬，感而病生……火形之人……有气，轻财，少信，多虑，见事明……急心，不寿暴死，能春夏不能秋冬，秋冬感而病生……土形之人……安心，好利人，不喜权势，善附人也，能秋冬不能春夏，春夏感而病生……金形之人……急心，静悍……能秋冬不能春夏，春夏感而病生……水形之人……不敬畏，善欺绐人……能秋冬不能春夏，春夏感而病生。”

身体上的疾病或多或少都与情绪有关，尤其是肿瘤，超过90%以上的肿瘤患者可能有心理问题。如何摆脱不良情绪的“困扰”，如何从“精神”上避免癌症，可从以下几个方面着手。

一、学会积极、快乐的思考

有一位老年癌症患者，他的儿子一家常年居住在国外。2020年末，他打算前往国外与儿子团聚，一起过年。恰此时患者病情出现波动，医院和家属都不同意患者的想法，但老人坚持要出国，这份偏执于治疗无益，反而加大了康复的难度。出国前，老人找到我复诊，他希望带一些中药出国。我直言道：“这次病情反复非比寻常，不说您要远行，即使安稳养病也不能大意。何况现在临近冬至，一是心脑血管疾病高发，二是怕疫情复燃。尤其是您去的这个国家医疗条件并不如中国，在疫情防控上完全不能相比。从您的健康和孩子们的意愿考虑，我不仅不建议您去，还建议您的孩子趁现在赶紧回国。”

老人闻言后犹豫了许久，最后决定留在国内治疗，孩子们也听从老人安排回国过年。果然，他们返航没多久疫情便又流行起来，儿子所在的那个国家被禁止入境。老人后来想起此事，还特意告知我，如今家人团聚，心情愉悦，疾病很快得到了控制。

当遇到问题的时候，可以寻找那些不好事情背后阳光、快乐的一面，换一只眼看世界，世界更精彩，自己也能收获安慰。

二、找到正确的宣泄途径

遇到生气的事，不要总憋着，不妨找个途径发泄情绪，运动、唱歌、聊天都可以。发泄完了，就不用再为这个事生气伤神了。

负面情绪不存留，身体各种功能就会正常运转，免疫力强，肿瘤的发病率自然就低。

三、学会“小事糊涂”

对让自己不开心的人或事“听而不闻，视而不见”，这种“小事糊涂”的处世态度也能帮助您健康长寿。“糊涂”不失为一剂保健良药。

四、慢下来，品味生活

现代人的生活太快，快到我们的身体跟不上。

平时诊疗工作很忙，但我也有自己的爱好和天地：泡一壶茗茶，看一部剧或看一本书。剧可以是家长里短，书可以是三教九流，这都是陶冶情操、舒缓压力的一种方式。

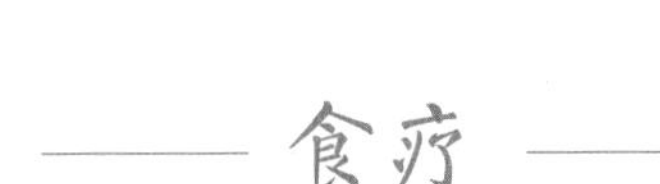

吃出健康的智慧

饮食与癌症的预防、治疗和康复息息相关，诸多癌症都可能是饮食不当所导致的；同时，饮食也是癌症患者必须注意的事，科学合理的饮食可以增强患者体质、提升治疗效果、减轻不适症状，相反，欠妥的饮食不仅可能降低治疗效果，甚至引起不良反应，乃至影响生命。

吃出健康的智慧，让癌症的预防、治疗和康复事半功倍。

一、饮食与预防癌症

树立健康的饮食观，是预防癌症的关键。

在中国营养学会组织编写的《中国居民膳食指南科学研究报告（2021）》中提到，我国目前普遍存在的饮食问题包括：一是膳食不平衡的问题突出，成为慢性病发生的主要危险因素。高油、高盐摄入在我国仍普遍存在，青少年含糖饮料消费逐年上升，全谷物、深色蔬菜、水果、奶类、鱼虾类和大豆类摄入普遍不足。二是居民生活方式明显改变，身体活动总量下降，能量摄入和消耗控制失衡，超重肥胖成为重要公共卫生问题，膳食相关慢性病问题日趋严重。

这两个问题也是预防癌症的关键，在日常饮食过程中，首先应保障一日三餐的规律性，形成固定的用餐时间；其次，应注意饮食的多样性，《素问・脏气法时论》中的“五谷为养，五果为助，五畜为益，五菜为充”便指出食物多样化方能满足人体对各种营养元素的需求。

中国营养学会所绘制的《中国居民平衡膳食宝塔（2016）》中提到的食物搭配原则是可以参考的健康饮食方案。

谷薯类： 每日 250~400g。谷类富含碳水化合物，是能量的主要来源。值得注意的是，粗粮虽好，但不易吸收，应遵循“细多粗少，粗细混合，粗粮细作，粗细搭配”的原则。

蔬菜类：每日 300~500g。蔬菜是膳食纤维的主要来源，富含多种微量元素，多具有抗氧化的作用。建议多食用深色蔬菜、菌类及豆荚类蔬菜。

水果类：每日 200~350g。水果的水分多、能量低，富含多种微量元素。建议多食用应季和本地产水果，少吃反季水果。对于消化系统虚弱的人群，也可将水果煮熟后食用。

畜禽类、鱼虾类、蛋类：总量每日 150~225g，其中水产类 40~75g，畜禽肉类 40~75g，蛋类 40~50g。这类食物胆固醇含量高，是蛋白质的主要来源。其中，白肉（鱼、虾、鸡肉等）相对更优秀；红肉（猪、牛、羊肉等）则建议多选择瘦肉，少吃肥肉。

乳类：每日 300g（包括奶制品，如酸奶、奶酪等）。牛奶营养成分齐全，适宜于患者饮用。需要注意的是，乳糖不耐受者、消化不良者可以用奶制品代替牛奶；亦可将牛奶代替水制成鸡蛋羹，既能避免喝牛奶后的不适，也能保证丰富的营养来源。

豆类：每日 25~35g（包括各类坚果及豆制品）。豆类是优质植物蛋白质的主要来源，富含多种有益成分。此处推荐克数为干黄豆的重量，豆制品应换算后计算，如 400g 豆浆约等于 25g 黄豆。

油、盐：烹饪油建议每日摄入 25~30g，即 2.5~3 瓷勺；食盐每日不超过 6g，大约是一啤酒盖的量。烹饪油优先选择植物油，并经常更换种类（如大豆油、橄榄油、菜籽油等），这样可以摄入更全面的脂肪酸。食盐摄入则要注意其他调味品和零食中的隐形盐。

预防癌症，还需注意以下问题

①不吃、少吃烧烤类食物及加工肉类、腌制品（如罐头、火腿、腊肉、咸菜等）。

②不吃剩饭剩菜、发霉食物（尤其应注意“走油”的花生、干果）。

③不饮酒，或严格控制饮酒量（2018 年，《柳叶刀》杂志上发表了美国华盛顿大学健康指标与评估研究所的重磅论文，结论是，酒精带来的任何健康益处都会被其毒性作用超过，所谓的安全饮酒量是不存在的。如的确需要饮酒，建议健康人群每日啤酒饮用量不超过 500ml，红酒不超过 300ml，白酒不超过 100ml）。

④避免使用塑料餐具、铝制餐具。

⑤清洗蔬菜瓜果时，应多泡一会、多洗几次，以便清除农药残留。

⑥ 不食用被污染的水和水产品（包括辐射地区的水产品）。

⑦ 避免食用过热、过辣的食物。

⑧ 控制体重。

⑨ 戒烟。

⑩ 患病后在医师指导下使用药物，避免出现肝肾损伤。

二、癌症患者饮食误区

罹患癌症后，由于病情的发展、治疗的副作用或身体功能的降低，饮食习惯将出现改变。此时需要根据实际情况调节饮食，避免走入饮食误区。

误区一：癌症患者不能吃肉

首先要明确，无论是不吃肉还是不吃主食、不喝牛奶，都不可能将癌症“饿死”。患者患病后体质下降，对营养的需求相应增高，如果不能有效地补充包括蛋白质在内的各种营养素，将使病情雪上加霜。“可以吃”不代表“随便吃”，还需要注意肉类的摄入量和种类搭配，中医所谓“物无美恶，过则为灾”“膏粱之变，足生大丁”，提示我们不可暴饮暴食或饮食单调。

误区二：喝汤就是补充营养

在传统观念中，喝汤是一种“大补”的方式，所以很多癌症患者的家人都会为其煲汤，如海参汤、乌鸡汤、猪蹄汤等。实际上，喝汤并不适用于所有人，也并不适合长期服用。汤中的营养物质有限，其中所含的嘌呤、盐分、油脂反而很多，对于癌症患者或许并不易吸收，长期服用更可能引起肝肾问题。

误区三：喝中药必须忌口

关于忌口，“江湖”上常有两种观点：一种是不问病的深浅轻重和寒热虚实，主张统统忌口；另一种是强调食物营养的重要，主张任何疾病都不要忌口。这两种看法虽都有其理由，但都是以偏概全的。忌口应根据具体情况调整，对于一般患者，服中药期间不要喝绿豆汤、茶（尤其是绿茶）、豆浆、咖啡；服用含有人参、西洋参、太子参的药物，应避免吃生萝卜等，此皆应由医者详细告知。

除此之外，不建议患者随意“忌口”。我反复强调：服中药时以患者的自身感受为第一原则，饮食后无任何不适即为适宜。

对于某些特殊病情，还应注意以下几点。

❶ 癌症患者出现腹泻，应减少牛奶的饮用，必要时在医生指导下用药缓解。

❷ 癌症患者出现呕吐，可适当食用生姜制成的食物，必要时在医生指导下用药缓解。

❸ 癌症患者经治疗后出现味觉障碍，应控制调料用量，避免摄入过多；如口中有金属异味，则应避免使用金属餐具。

❹ 口腔干燥的患者，一般应避免食用热性食物、刺激性食物。

❺ 有出血风险的患者，应少食质地硬的粗糙食物。

❻ 消化道系统疾病（胃肠、肝胆疾病），应减少油腻、生冷、辛辣、难消化的食物，如肥肉、冷饮、辣椒、红薯、年糕等。

❼ 癌症患者出现高血压、水肿或肾病，必须严格控制“钠”的摄入。应注意，“钠”不仅指盐，酱油、鸡精、小苏打、番茄酱、火腿肠等调料及食物中的“纳”也应计算在内。

❽ 如患乳腺癌等与激素相关的疾病，应减少摄入含有相关激素的食物，如鸭子、母鸡、蟹黄等。

❾ 化疗或靶向治疗期间，不吃西柚或西柚制品，其他柑橘类水果亦应控制用量。

❿ 生气时切勿吃饭，待心情平息后再用餐。

三、饮食的辅助治疗

中医八纲辨证，认为疾病有阴、阳、表、里、寒、热、虚、实 8 个特点，而癌症患者病情往往更为复杂，常有表里俱病、寒热相加、虚实夹杂的情况。中医对于食物也有类似药物四气五味的分类方法，所以根据食物的寒、热、温、凉、酸、苦、甘、辛、咸等特性，进行有针对性的搭配，能够找出更适用于特定人群的饮食方案。

对于一些慢性病患者，饮食调节非常重要，饮食既是营养、体力的日常保障，也能起到一定辅助治疗作用。

❶ 可将木耳打成糊，或黄瓜榨汁，加入适量香油或蜂蜜饮用，用以缓解便秘。

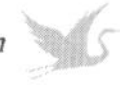

❷ 生花生、烤馒头片、姜糖等，可缓解反酸症状。
❸ 山楂、大麦茶、锅巴等有促消化、开胃口的功效。
❹ 生姜、葱白、紫苏等热性食物，可于受凉后煮水服用。
❺ 适当吃山药、茯苓糕、柑橘等，有助于减少痰涎。
❻ 赤小豆、冬瓜等食物可消肿利水，水肿患者可酌情食用。
❼ 红枣、赤小豆、枸杞子、桂圆等食物可补益精血，贫血患者可适当服用。
❽ 梨、罗汉果、莲藕、枇杷等生津滋阴，适宜于口干舌燥、干咳、皮肤粗糙的患者。
❾ 菊花、折耳根、白菜、蒲公英等能清热解毒，适宜于疮疡红肿者。
❿ 山药、莲子、薏苡仁、芡实等健脾利湿，适宜于腹泻腹胀者。

总而言之，癌症患者病情复杂，需要合理的饮食以补充营养、增强体质、改善症状。家人在照护患者过程中应多积累和学习，掌握适宜于患者的个体化饮食方案。医生也应在治疗过程中仔细研究患者情况，给予其个性化饮食建议。

在恰当的治疗方案下，结合健康智慧的饮食，癌症的治疗和康复效果将如空谷传声，马到成功。

灵芝，从文化符号走向临床草药

一、神话传说中的灵芝

远在两千多年前，中国即诞生了灵芝崇拜，并伴之以许多秀美的神话传说。《山海经》中就有炎帝之女瑶姬不幸夭折化为瑶草的故事。战国时代楚国诗人宋玉在《高唐赋》中更将其夸张为人神相恋的爱情故事，其中的“巫山神女”即为瑶姬。致使后人有“帝之季女，名曰瑶姬。未行而亡，封于巫山之台。精魂为草，实曰灵芝”之说。

在中国众所周知的神话故事《白蛇传》中，女主人公白娘子只身前往峨眉山盗仙草，以救丈夫许仙。历经艰苦、危险，总算感动了南极仙翁，取回了能“起死回生”的仙草灵芝。

二、诗人笔下的灵芝

自古以来，灵芝是纯真美好的象征，古代文学作品常常以灵芝作为主题。

屈原描绘神女盼望爱情的诗篇《九歌·山鬼》中，有“采三秀兮于山间，石磊磊兮葛蔓蔓”，诗中“三秀”是灵芝的别号，收集灵芝的“山鬼”即“山神”，指的是“巫山神女”。

汉武帝定郊祀之礼，立乐府，以李延年为协律都尉，命司马相如等作郊祀歌十九章，以用于郊祀天地。祭祀时曾由 70 名童男童女咏唱配乐郊祀歌。《灵芝歌》就是其中之一。

因灵寝兮产灵芝，象三德兮瑞应图。
延寿命兮光此都，配上市兮象太微，参日月兮扬光辉。

三国时代的诗人曹植写了许多有关灵芝的诗篇，在出名的《灵芝篇》中，称颂道：

灵芝生王地，朱草被洛滨，
荣华相晃耀，光采晔若神。

诗句反映了诗人对灵芝的崇拜，在另一名篇《洛神赋》中，又用“攘皓腕于神浒兮，采湍濑之玄芝。余情悦其淑美兮，心振荡而不怡”描绘出在洛水之畔神女采撷灵芝时悠闲的神态，以及诗人对神女的爱慕之情。在《飞龙篇》中，则写到在云雾旋绕的泰山，遇到骑乘白鹿、手持灵芝的修炼者，并求养生之道的奇妙经历。

晨游泰山，云雾窈窕，
忽逢二童，颜色鲜好。
乘彼白鹿，手翳芝草，
我知真人，长跪问道。
西登玉台，金楼复道，
授我仙药，神皇所造。
教我服食，还精补脑，
寿同金石，永世难老。

曹植在赞美灵芝的同时，点出了灵芝的功效——服食灵芝可使人身体健康，白发转黑，寿命延长。

三、上药灵芝

《神农本草经》收载了365种药品，并将所收载的药品分为上、中、下三品。上药“主养命以应天，无毒，多服不伤人”，皆为有效、无毒者。而灵芝更被列为“上上药”，居于上药之上。《神农本草经》描述六芝的药性、气味和主治如下。

赤芝： 味苦，性平，无毒，主治胸中结，益心气，补中，增智慧，不忘。

黑芝： 咸，平，无毒，主治癃，利水道，益肾气，通九窍，聪察。

青芝： 酸，平，无毒，可明目，补肝气，安精魂，仁恕。

白芝： 辛，平，无毒，主治咳逆上气，益肺气，通利口鼻，强志意，勇悍，安魄。

黄芝： 甘，平，无毒，主治心腹五邪，益脾气，安神，忠信和乐。

紫芝： 甘，温（平），无毒，主治耳聋，利关节，保神，益精气，坚筋骨，好颜色。

灵芝产地广博，种类繁多，包括被民间称为“灵芝”的菌类总计不下千余种。京城六百年老字号鹤年堂自明末清初起便开始经营灵芝，组织采收、炮制及加工应用。尤其是清代后，因鹤年堂为朝廷供应膏方之缘，可与满人封锁的关外进行贸易，包括长白山平盖灵芝、无柄赤芝、桑黄灵芝、松针灵芝、桦褐灵芝、云芝、苦白蹄等众多品种灵芝均有所经营涉猎。彼时灵芝尚不能人工栽培，产量极少，多供给宫中。鹤年堂选用优质野生灵芝入汤剂、膏方，达到扶正固本、延年益寿的作用；较小的灵芝则多用于食疗，用作药膳煲汤或养生茶饮等；灵芝孢子粉则除了食用外，还可用于制作宫中嫔妃的美容养颜之妆品。

现代药理研究证明，灵芝具有强心、抗心肌缺血、改善心肌微循环及调节血脂等作用，并被用于治疗高脂血症、高血压和冠心病，这与灵芝（赤芝）“益心气”、主治“胸中结”的论述有关。而《神农本草经》中关于灵芝“安神”“安魄”“增智慧，不忘”的论述恰与现代研究证明的灵芝有镇静作用、提高学习与记忆能力，可治疗神经衰弱、失眠和增强记忆力一致。灵芝抗氧化清除自由基的作用和抗衰老作用及其在中老年保健中的功效更是证明了《神农本草经》关于灵芝“久食轻身不老，延年神仙”的论述。灵芝“补中”和“益气”的功效则涉及更广泛的作用，药理研究证明部分种类的灵芝具有调节免疫功能、提高机体重要器官（如心、肺、肝、肾等）的功能，可用于癌症的预防、治疗和康复。

四、“中医免疫康复疗法”与灵芝

在临床中，对于肿瘤患者我们常会适当配伍灵芝，这是因为灵芝在协同治疗肿瘤中往往能起到特效。经多年临床实践证明，灵芝在与化疗或放射治疗合用时，对肿瘤治疗有较好的协同治疗效果，其疗效特点如下。

- 减轻化学治疗和放射治疗引起的白细胞减少、食欲不振、体重减轻、抗感染免疫力降低、肝肾损伤等严重不良反应。
- 提高肿瘤患者对化学治疗和放射治疗的耐受性。
- 提高肿瘤患者的免疫功能，增强机体的抗肿瘤免疫力，增强化学治疗和放射治疗的效果。
- 提高肿瘤患者的生活质量，使体质增强。

这些结果均指出，灵芝在肿瘤治疗中可以发挥增效减毒、扶正祛邪的作用。

五、常用灵芝举例

野生无柄赤芝

别名：无柄赤芝、树芝、扁灵芝、三秀灵芝、树芝等。

形态特征：菌盖无柄半圆形至肾形，表面紫红色，具有光泽的皮壳及辐射皱纹。

性味归经：甘、淡、微苦、平，入肺、肝、脾、胃经。

功效主治：消肿散结，清热解毒，抗肿瘤作用强（尤以腺癌效果最佳）。增强免疫，消积，止咳、化痰、平喘，对癌症有抑制作用，还对胃肠炎、肾炎、白血病、神经衰弱、慢性支气管炎等有疗效。

野生紫芝灵芝

别名：紫灵芝、黑芝、中国灵芝、木芝、灵章等。

形态特征：子实体一年生，有柄，木栓质至木质。

性味归经：淡、温，入心、肝、肾、脾、胃经。

功效主治：通阳止痛，补中益智，舒经活络，养血安神，调治心脑血管疾病佳品（双向调节）。用于神经衰弱、失眠、高血压、冠心病、高脂血症、胸痹等，亦有预防脑卒中、心肌梗死等功效。

 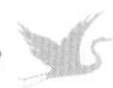

野生云芝灵芝

别名：云芝、杂色云芝、彩绒革盖菌、瓦菌木云芝、彩纹云芝等。

形态特征：子实体革质，无柄，覆瓦状排列，菌盖半圆形至贝壳状，往往相互连接。

性味归经：甘、淡、微寒，入肺、脾、肝、肾经。

功效主治：大补元气，健脾利湿，提高免疫力，对重症、术后患者疗效显著。具有一定抗癌作用，常用于增强体质，促进伤口愈合，改善记忆力，镇静安神等。

野生桑黄灵芝

别名：桑黄、桑上寄生、桑臣、树鸡、胡孙眼、桑黄菰、桑黄菇等。

形态特征：子实体为马蹄形，生长于桑树上，宽 6~12cm，有明显的龟裂纹，黑褐色或灰黑色，边缘呈黄色，菌肉为黄褐色。

性味归经：寒、苦、辛，入肝、肾经。

功效主治：活血止血、化饮止泻。桑黄是补气填精佳品，兼顾先天和后天之本，强壮体质，增强免疫，抗肿瘤，抑制癌细胞增殖及转移。具有抗衰老、抗过敏、乌发、预防感冒、护肝、抗器官纤维化、调节血糖、预防脑梗死、抗老年痴呆、抗菌、调节脾胃功能、降尿酸、降血脂等功效。

野生桦褐灵芝

别名：桦褐孔菌、斜卧孔菌、歪型纤孔菌、纤孔菌等。

形态特征：子实体多年生，无柄木质近球形，表面黄褐色至黑色，坚硬。

性味归经：淡、平，入脾、胃、肾经。

功效主治：降糖滋阴，上、中、下消渴症皆适宜。降血糖效果明显，还具有抗溃疡、敛疮生肌等功效。

野生松针灵芝

别名：松针孔菌、松木层孔菌、红缘树舌等。

形态特征：子实体多年生，木栓质，无柄菌盖扁球形至马蹄形。

行为归经：微苦、平，入肝、脾、胃经。

功效主治：疏肝健脾，解肝毒，治疗肝胆系统疾病（肝炎、胆囊炎、肝癌等）、胰腺及脾之病症，亦用于治疗血液系统疾病（如白血病）。

野生平盖灵芝

别名：树舌灵芝、扁木灵芝、青芝、树舌、树苦扁灵芝等。

形态特征：子实体大或特大，多年生，无柄，木质，菌盖半圆形，近扇形或不规则形。

性味归经：微苦、平，入肝、脾、肾经。

功效主治：散结消肿，消炎解毒（对肝炎、肺炎等治疗效果佳），抗癌，与无柄灵芝有协同作用。常用于抗肿瘤、抗病毒、抗氧化、解肝毒、调节机体免疫力、抑制血小板凝集。

桑黄灵芝：久服轻身，不老延年的一味抗癌妙物

我常会推荐癌症患者使用桑黄灵芝，不仅因为桑黄灵芝是一种具有抗肿瘤作用的珍贵至宝，更是由于在临床中观察到桑黄灵芝在许多棘手病例中颇有佳效。

桑黄灵芝的应用历史悠久，《神农本草经》中称之为黄芝、金芝，可“久食轻身不老延年”。唐代《药性论》中将桑黄灵芝称为桑臣、桑耳，能治“女子崩中带下，月闭血凝，产后血凝，男子痃癖，兼疗伏血、下赤血”。清代王锡盎则在《奇方纂要》中称其为桑黄菇，可用于治瘰疬溃烂。

《中华本草》记载：桑黄灵芝是一种真菌，别名桑黄、桑上寄生、桑臣、树鸡、胡孙眼、桑黄菰、桑黄菇、针层孔菌、梅树菌等。桑黄灵芝以子实体入药，性寒，味苦、辛，归肝、肾经。具有活血止血、化饮止泻之功效，可用于血崩血淋、脱肛泻血、癥瘕积聚、癖饮、带下经闭、脾虚泄泻等病症。其中“癥瘕积聚”通常指腹内肿块，包括有形的（实体）及无形的（气结）。而“癖饮”通常指水气痰饮停聚两胁之间，遇寒气相搏，结聚而成块。这说明古人对桑黄灵芝治疗肿瘤亦有一定的认识。

现代药理学研究发现，桑黄灵芝中具有多糖类、甾体类、萜类、黄酮类、吡喃酮类、呋喃类、生物碱类等物质，其中多糖类提取物桑黄多糖具有明显抗肿瘤作用，成为当前抗癌药物研究的热点。桑黄灵芝的其他提取物如乙酸乙酯提取物等也表现出较高的抗癌活性。

一、桑黄灵芝的抗肿瘤作用

- 抑制癌细胞的增殖及转移。
- 并用抗癌剂，能够增强抗癌效果，同时减轻抗癌剂的副作用。
- 缓解疼痛、食欲不振、体重减轻及疲劳倦怠等癌症常见症状，提高生活品质。
- 预防癌症。
- 防止癌症复发。

- 能够预防及改善癌症的其他间杂病症，如免疫力减退引起的感染、肝硬化、腹水等。

二、桑黄灵芝的其他功效

- 抗衰老、抗细胞凋亡作用。
- 促进免疫细胞产生。
- 抗过敏及抗炎作用。
- 保护肝脏免受损伤。
- 抗肝、肺和其他器官的纤维化。
- 调节血糖。
- 对糖尿病并发症的修复作用。
- 扩张脑血管及防止脑梗死的作用。
- 对阿尔茨海默病的预防作用。
- 抗真菌、抗细菌、抗病毒作用。
- 改善脾胃功能，修复胃黏膜作用。
- 提高机体载氧能力。
- 对造血功能的保护作用。
- 抗前列腺增生作用。
- 降低尿酸，改善痛风。
- 改善血脂作用。

三、桑黄灵芝的药理学研究

桑黄灵芝提取物高、中、低剂量对小鼠S180实体瘤的抑制作用分别为27.9%、75%、31.2%；对小鼠H22肝癌的抑制率分别为46%、63%、57%；对小鼠肺癌Lewis的抑制率分别为57.1%、54.5%、45.9%。

体外对人瘤细胞的抑制作用：桑黄灵芝提取物给药剂量（20μg/ml、40μg/ml、80μg/ml、160μg/ml）对人卵巢癌细胞（A2780）的抑制率分别为16.9%、18.5%、25.8%、31.5%；对人乳腺癌（MCF7）细胞的抑制率分别为19.9%、28.1%、32.25%、30.8%。

四、桑黄灵芝的食疗

取桑黄灵芝10~20g，加入800~1200ml的饮用水，大火煮开后调至小火煮20分钟，即可饮用。桑黄灵芝可反复加水煎煮饮用，直至水无颜色。此外，炖肉、煲汤也可以加入适量桑黄灵芝，以提升滋补作用。

五、桑黄灵芝的药用

案例一 患者刘某肺癌术后半年一直乏力、气短、咳嗽，曾服用中药3个多月无效，后在我处诊治，予以中药汤剂及桑黄灵芝，未及1个月症状皆减，体力充沛，此后继续服用数月，诸不适消失。

案例二 患者吴某因前列腺癌寻至我处治疗，经中药汤剂搭配桑黄灵芝治疗，服药20余日后，复查显示其PSA已呈下降趋势，服药两个月后PSA恢复正常，且其多年的白发竟新生长出细小黑发！

案例三 患者马某素有高血压、糖尿病病史，2020年4月突发急性脑梗死，经住院治疗后病情逐渐平稳，唯独下肢久久不能恢复，走路不便，加之言语迟钝，使其情绪异常烦躁。5月13日，马先生经朋友介绍来到我处就诊，身高逾1.8m的他拄着拐，拖着不灵活的身体坐在了我面前，经过四诊合参和对其西医治疗方案的分析，为他开具了7剂汤药，治以通经化瘀、补肾健脾、清热养阴。

推荐马先生服用汤药，搭配使用野生桑黄灵芝及野生桦褐灵芝，前者补气安神，能填充肾气，以加快改善脑梗后遗症症状；后者滋养气阴，尤擅长健脾降糖，是消渴之上、中、下消调理佳品。

因为灵芝的协助，不仅提高了汤药的作用效果，还使每天汤药的服药量减少，也就是说马先生的7剂药可以服用21天，大大降低了治疗的成本、减少了频繁的复诊。当第一碗药下肚后，马先生就迫不及待地反馈给我："这个药太好了！我刚喝了一次，就像打开了开关一样，感觉身体里堵着的地方一下就畅通啦！"

虽然这覆杯而愈的反馈看似有些夸张，但接下来发生的事验证了"夸张"也可能是事实。

2020年7月，经历3个疗程的治疗后，马先生不仅抛开了拐杖，健步如飞的他已经能下地种菜、干农活了！运动功能恢复，原本烦躁的心情也抛之九霄。9月，马先生自行停用了降糖药，经检测血糖平稳，控制在正常范围内。20年的

糖尿病在中药的干预下得以明显改善。10 月，马先生就诊后从住处附近的药店购药服用，不久便发来“外面的药不如鹤年堂的药好，喝着不对，没感觉”的评价。

如果说患者初诊后的反应或许包含了心理作用，那么后续一个接着一个的好消息则是实打实的疗效证明。尤其是当患者自行在他处抓药后的对比，让他更加坚定了听医嘱、遵医嘱、服医嘱的信念。

此后，患者按时调药，坚持服药，脑梗后遗症状完全消失。

2020 年 5 月初诊时，患者舌体明显右歪，舌干裂，质暗，苔黄。

2020 年 12 月，患者舌体几乎正常，舌质淡红，舌苔薄白，较前大有改善（图 3–2）。

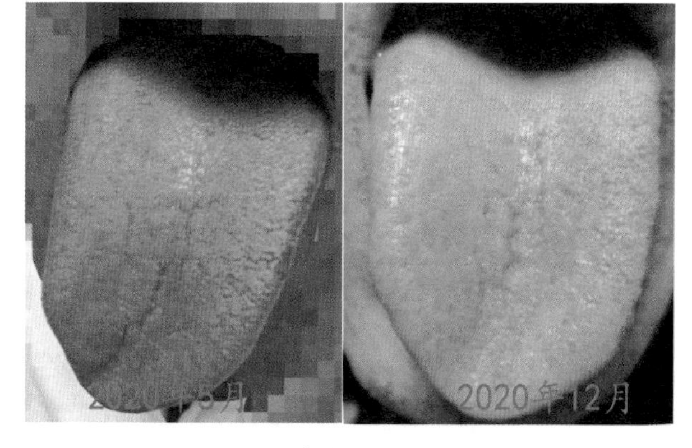

图 3–2 患者治疗前后舌苔对比

治疗的额外收获：马先生原本脱发严重，头发寥寥少少，如冬日田间草，发丝偏粗糙，颜色灰白相间。服药数月后，马先生的头发竟显得顺滑起来，虽也稀疏，但如雨后春笋般长出细密黑发。这让马先生一家大为惊讶！

听闻患者的反馈，我笑着说：“你不是第一个有如此变化的人！之前便有很多患者都是吃着药，治着病，黑头发不知不觉就长出来了！这和桑黄灵芝的作用关系密切！”

药粥食谱推荐

自古至今都有以食为补、以粥养生的做法，将药入粥中，以中医辨证施治为基础，使粥具有调节脏腑、祛除病邪、滋补强身、延年益寿的功效，是防治疾病和病后调理的好方法。以下 6 种不同功效的药粥仅是诸多药粥中的几个代表，简而易做，功效甚广，可作为精美的早餐服用，引发品尝者对养生康复的兴趣与重视。

补气粥：补虚正气粥

来源：《圣济总录》

原料：炙黄芪30g，西洋参（人参）3~5g，粳米60g，白糖适量。

做法：将黄芪、西洋参切片，入冷水浸泡半小时后入砂锅煎沸，煎出浓汁后将汁取出，再复渣取2煎，将一二煎汁合并再分两份，早晚各一份，同粳米加水煮粥，粥熟后入白糖。

功效：补元气，疗虚损，健脾胃。适用于劳倦内伤、五脏虚衰。

补血粥：大枣小豆紫米粥

原料：大枣10枚，赤小豆10g，紫米20g，冰糖适量。

功效：补气血，健脾胃。适用于脾胃虚热、气血不足的贫血，血小板减少，慢性肝炎，过敏性紫癜，营养不良，病后体虚，食少便溏，羸瘦虚弱，肿瘤患者放、化疗后血小板或白细胞降低者。

滋阴粥：百合沙参粥

来源：《经验方》

原料：百合、沙参各15~30g，粳米50~100g，冰糖适量。

功效：养阴，润肺养胃，祛痰，止咳。适用于肺热肺燥、干咳少痰，或肺气不足、脾胃阴虚的久咳无痰，咽干或热病后津伤口渴，放疗后口干少津的肿瘤患者。

健脾胃粥：三米桂圆粥

来源：《本草纲目》

原料：薏苡仁30g，糯米、紫米各80g，红枣9枚，桂圆肉、红糖各25g。

功效：健脾开胃，补益气血。适用于脾胃虚寒、营养不良、体质虚弱、消渴多尿、自汗、便溏等症状。

补肝肾粥：枸杞子麦冬粥

原料：枸杞子30g，麦冬10g，花生米30g，粳米50g，白糖适量。

功效：滋补肝肾。适用于肝肾不足所致的头晕眼花、视物不清、耳聋耳鸣、消渴，健康人食用能增强体质，防病延年。

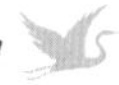

美容保健粥：黄精瘦肉粥

来源：《经验方》

原料：黄精 50g，瘦猪肉、粳米各 100g，葱、姜、食盐、味精各适量。

功效：益气养血，延年益寿。适用于体虚食少、消瘦多病、身倦无力。无病常服可葆青春。

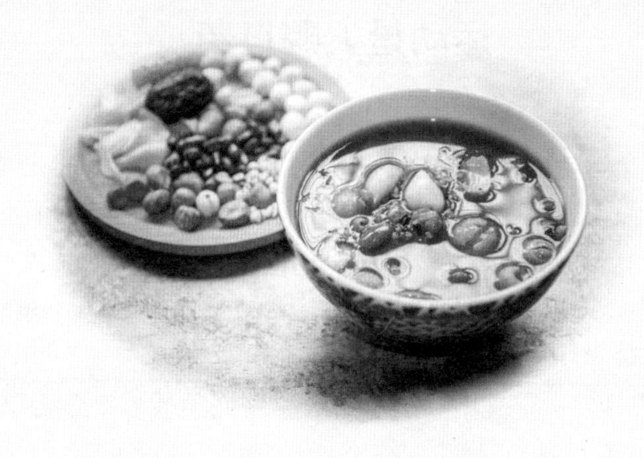

—— 运动 ——

运动是天赐良药

国际上，对于运动抗癌的研究时间不长，但已有多位专家得出了运动可以降低癌症风险、复发率或死亡率的实验结果。美国人体运动学和体育科学院院士朱为模曾做过调查，每周有氧运动 2.5 小时的乳腺癌患者，死亡率较不运动患者下降 37%。2001 年，美国学者 Huskell 提出“运动是良药（Exercise is medicine）”的概念，为运动抗癌打开了新思路。

运动是天赐良药，合理的运动方式 + 适度的运动量 = 癌症预防及康复的关键。

包括癌症患者在内，所有人都应每日保持足够的运动机会，从体力活动中获得健康收益。但每位患者的个人状况不同——年龄不同、体力不同、心情不同、习惯不同、并发症不同，故也需要不同的运动方案。我认为癌症患者的运动应遵循“合理选择、注意安全、量力而行、持之以恒”四条基本原则。

癌症确诊后，大致可以分为 3 个阶段：治疗和恢复期；恢复后的无疾病或疾病稳定期；晚期与临终关怀。每个阶段的需求和期望不同，所选择的运动方式也不尽相同。

一、治疗和恢复期

在治疗和恢复期，运动不仅是安全可行的，而且还可以改善身体功能，加速代谢，提高生活质量。癌症患者在运动之前需要先对自己的身体状况进行一个基础的评估，判断自己是否存在以下相对禁忌证。

- 极度疲乏。
- 严重贫血。
- 手术创伤愈合期。

- 心肺疾病，如胸腔积液、哮喘发作期等。
- 肿胀，如淋巴水肿（特别是盆腔肿瘤患者，需对下肢淋巴水肿的情况进行评估）。
- 肠造瘘。

如果存在以上运动锻炼的相对禁忌证，则建议静养或低强度的运动，如散步、太极拳、八段锦等，其中散步是最合适的运动，而太极拳、八段锦等功法中的下蹲、上举动作，如无法做到标准，一定不可勉强。

其他情况则应根据实际，合理选择运动方式。

（1）接受化疗或放疗的患者：在治疗期间建议以较低强度或较短的时间进行锻炼，如散步、呼吸吐纳等，皆有助于提高化疗的完成率。

（2）焦虑、抑郁的患者：建议进行持续12周不间断的训练，每周可安排三次中等强度的有氧训练，或两次有氧运动联合阻力训练。

- 中等强度的有氧训练：常见的方式包括快走、慢跑、爬坡和功率自行车等，锻炼时间为30~40分钟，可消耗体内脂肪，增强和改善心肺功能，预防骨质疏松，调节心理和精神状态，是健身的主要运动方式。
- 阻力训练：指外部施加一定的阻力，人对抗这个阻力的运动，传统的阻力训练有俯卧撑、杠铃，适合癌症患者的阻力训练需要一定的器材，如阻力带（类似于松紧带）或训练器。有氧运动和阻力训练相结合能很好地改善人体的虚弱和疲劳，调节人们焦虑和抑郁的情绪。

（3）长期进行激素治疗的患者，或骨质疏松、骨转移的患者：要避免用力过猛、对骨骼产生压力的运动，如跑步、蹦跳、下腰等，防止骨折。可以选择散步、游泳和较为轻松的瑜伽、体操。

（4）淋巴水肿的患者：运动时要注意水肿部位（如乳腺癌术后的上肢水肿）。适当的有氧训练可以帮助改善淋巴循环，所以散步、太极拳、八段锦、五禽戏、简单的瑜伽都是可以的，建议每天运动两次，每次时间控制在10~15分钟。需要注意的是，肿胀部位切不可进行大幅度的拉伸，或运动至疲劳，以免引起水肿加重。

（5）因化疗或者癌症导致的周围神经病变或共济失调的患者：可能会出现四肢感觉丧失、肌肉无力或萎缩等症状。这一类患者的平衡能力和对运动的把控力严重下降，可以考虑使用固定自行车或带有安全扶手的跑步机进行运动，也可以适当进行四肢的阻力运动或被动按摩。

（6）免疫功能受损的患者：应避免在公共场所的活动，直到其白细胞计数回到安全水平。已经完成骨髓移植的康复者通常建议在移植一年后再在公共场所活动。

（7）放疗的患者：应避免接触氯（如游泳池）。

（8）留置导管或营养管的患者：应避免导管接触游泳池、海水或其他可能导致感染的因素，同时注意肌肉活动时避免导管滑落。

（9）有些肿瘤合并心脑血管疾病的患者：可通过规律锻炼和控制体重来改善心肺功能、心脑血管功能。如果是比较轻微的心脑血管疾病，如轻度高血压，则基本不影响运动。如果有很明显或者严重的高血压、心律失常、冠心病等，则应选择舒缓的运动，如散步、太极拳等。

（10）卧床的患者：应以被动运动为主，定时进行按摩、翻身、阻力对抗等活动，并定期对肌力进行评估。

二、恢复后的无疾病或疾病稳定期

此时的患者状态较前更为稳定，运动选择更多样，运动量亦可相对增加。但需要注意的是，运动难度和运动量的增加应循序渐进，缓慢提高，使身体逐渐适应锻炼强度。

三、晚期与临终关怀

对于晚期患者，活动的目的不在于改善功能和体力，而是帮助患者调整心情，获得认同和自尊，在与家人互动的过程中增进感情。

此时的活动建议以家人互动为主，如拥抱、按摩、清洁身体等。对于心态较好的患者，也可行设定目标的“作业康复”，如要求患者触摸到某位置，激励患者获得成功。活动过程中要注意患者的心情变化，合理控制活动难度，避免刺激患者心情。

肿瘤患者出游建议

每逢暮春五月，草长莺飞的日子生机勃勃，春意浓，光景新，枝叶扶疏，万紫千红，正是出游好时节！

领略自然，拥抱自然，是春天的馈赠。那么肿瘤患者在外出游玩时有什么需要注意的呢？

一、是否出游

在身体条件允许、不影响治疗的情况下，旅游通常可以让患者放松心情，缓解压力，改善情绪，对治疗和康复具有正面积极的意义。

二、不适合出游的情况

手术后未满 3 个月或伤口、体力未得到恢复者，不建议出游。

接受放、化疗等治疗期间，或刚刚结束治疗，副作用 / 不良反应尚未平复者，不建议出游。

三、出游前的准备

评估一下患者的身体状况，合理安排出行计划，提前考虑好行动路线、食宿安排、未来天气等问题。

备好出行期间使用的药物，不可嫌麻烦而大意，切忌擅自停药，必要时应与医生沟通，获取外出用药建议。

由于肿瘤患者的特殊性，建议外出游玩时应有家人、朋友陪同，避免独自出行。

四、出游期间服用中药注意事项

若携带自煎药物出行，应将药物放置通风较好的地方，避免受潮或暴晒；煎药时依医生交代的方法进行操作。

代煎药物可置于车载冰箱中，或使用冰袋携带保存，避免将代煎药置于阳光下或温度较高的地方。

五、出行地点的选择

“知名景点”或“网红景点”必然是人潮汹涌，尤其是在新冠肺炎疫情缓解后的周末和节假日，摩肩接踵的态势可想而知。

肿瘤患者免疫力较低，应避免前往人员密集、空气不佳的景点。同时，也应减少徒步、爬山等消耗体力较多的出行活动。出游地点还应规避极热、极寒或天气变化较大的地区。

建议多选择风光优美的自然景区，研究表明，自然景观能够给人积极向上的心理感受，有助于身体功能、心情的调整，有效减轻压力。

六、出行方式的选择

根据患者的情况，合理选择交通工具，避免长时间坐车或飞机。如肺癌、胃癌、肠癌或刚接受外科手术不久的患者，久坐、长时间飞行都可能导致血栓形成。

自驾出游时，应规划好路线，如遭遇堵车，不仅会有久坐，而且可能造成心情烦躁、饮食将就等情况。

七、预留休息时间

旅途劳累，行程不要安排太满，应给患者预留出休息时间。可根据患者体力，每活动 1~2 小时进行休息或饮食以补充体力。

八、外出饮食

赏景和品尝美味是外出游玩时的两大重要活动，但患者还是应当浅尝辄止。尤其是肝癌、胃癌、胆囊疾病等消化系统疾病患者，更不应该食用油腻、辛辣的刺激性食物，也不建议三饥两饱，饮食无节制、无规律。

外出游玩，尤其是逢假期外出，便是选择了熙熙攘攘，如果无法有效规避风险，看书、听音乐、看电影、拜访亲友或公园休憩，都不失为一种度假良方。旅游虽然有趣，却也是一件十分消耗体力的事情。患者本人及同行伙伴要多留意患者的情况，一旦有意外发生或感到身体不适，应当立即决断，终止行程、返回或

 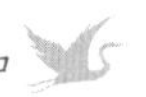

当地就医。

“读万卷书，行万里路”，旅行可以给人带来精神上的愉悦，只要在安全舒适的前提下，旅行也可以成为肿瘤辅助治疗的一种手段！

东城渐觉风光好，縠皱波纹迎客棹。
绿杨烟外晓寒轻，红杏枝头春意闹。
浮生长恨欢娱少，抱恙更应频欢笑。
有备无患览美景，且向花间留晚照。

减肥与癌症

肥胖是多种癌症发生的潜在风险，包括甲状腺癌、食管癌、肝癌、胆囊癌、胰腺癌、胃癌、结直肠癌、肾癌、乳腺癌、子宫癌、卵巢癌、脑瘤、多发性骨髓瘤等在内的癌症，在肥胖人群中的发病率比健康人高出 30% 以上。可见，减肥不仅是保持身材、获得美丽的重要方法，也是预防癌症发生的有效手段。

但我接诊的一位直肠癌患者，其所得疾病却因减肥而起，短短数月内追求美丽的初衷变成了向往健康……

患者刘某，女，57 岁。2020 年 1 月自觉体态丰腴，故下决心节食减肥。每日三餐取消主食及肉类，仅以瓜果蔬菜充饥。如此坚持月余，至 2 月时突发便血，此时因新冠肺炎疫情严重，无法入院就医。2020 年 4 月，医院门诊恢复正常运转，刘某方得以进行肠镜检查，镜下钳除组织病理显示为溃疡型直肠腺癌，同月内行手术切除及周围淋巴清扫术。术后的刘某于 5 月来到我处就医，谈起减肥时的盲目，刘女士懊恼不已。纵然癌肿非一日而成，但其最初便血是在减肥期间所见，结肠癌的发生与节食减肥似乎无法脱开关系。

减肥者罹患癌症并不是我们第一次见到，但减肥并非是导致癌症发生的原因，根结在于不合理的减肥方式。服用减肥药，未知的化学成分或植物提取物可能是癌症发生的原因；素往体质虚弱，短时间内大重量的减重，可能导致免疫力下降诱发某些癌症；为了减肥，饮食和生活习惯进行了巨大变化的调整，也可能是癌症发生的诱因。

一般情况下，癌症患者的消瘦会让人非常担心，怕是人体抵抗力下降，疾病出现了进展。但如果癌症患者出现肥胖，也需警惕是否是疾病出现了变化。

食欲变化：食欲的增加可能是患者消化功能恢复的良性表现；但也有部分患者是因体内激素水平异常所致。

补品太过：癌症术后或化疗后常会补充大量营养，此时若摄入过多而运动量少，甚至卧床完全无运动，也可能引起体重增长，身体肥胖。

药物所致：有一部分患者在化疗出现呕吐等情况后服用止呕药物，其中不乏导致食欲增加或水钠潴留的药品，进而引起形体胖肿。

浮肿：晚期的患者出现体重短期内增加的情况，可能是身体出现了严重的低蛋白而引起了浮肿。身体的蛋白含量过低很容易会引起胶体渗透压下降，造成下肢浮肿，所以有许多人都认为是患者长胖了，其实只是体内的水分没有排放出来。

如何保持正常体重

- 合理搭配食物：肿瘤患者要保证营养，摄入充足的蛋白质，如豆类、乳类、鱼虾等。除了充足的蛋白质食物的摄入，还需多吃含铁、锌高的食物，如红肉、动物内脏、海产品、干果等。脂肪的摄入可选择亚麻籽油、橄榄油和鱼油等。全谷类食物至少要占到1/3。保证摄入新鲜的蔬菜和水果，包括深色蔬菜、菠菜、西兰花、西红柿、芦笋、柑橘、苹果、芒果、木瓜、圣女果等。

- 补水：肿瘤患者需注意补水、调节体内电解质，每日保证足够量的水摄入，饮品可以是白开水、绿茶、菊花茶、罗汉果茶等。

- 控制饮食量："3个1/3"是我非常推崇的每餐饭量，即每餐食用1/3的主食、1/3的蔬菜、1/3的肉类或蛋白，每份1/3的体积约为患者攥拳后的大小。

- 适当运动：控制好运动强度和时间，运动不但不会过度消耗体能，还有利于体能的恢复，同时可以提高机体免疫功能。即便是术后虚弱，适当运动也可以降低血栓的发生风险（术后久卧不动，容易发生血栓）；可以促进胃肠功能，改善食欲；积极进行功能锻炼，可将手术造成的损伤降到最小；有利于排痰；适量运动可改善睡眠，恢复体力等。癌症患者手术后适当的全身活动是必要的，但要以身体状况允许为前提，因人而异，合理运动。

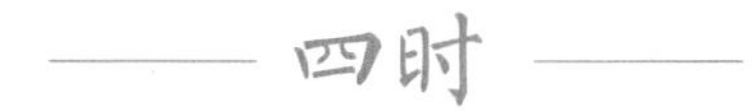

立春：春天到了，小心肝火太旺

立春后，大地回暖，气温上升，人体也开始活力四射。《素问·四季调神大论》提到："春三月，此谓发陈，天地俱生，万物以荣。"此时，自然界生发的力量渐强，而在我们身体与之呼应的便是主升发的肝。

在生活中，我们常会听到一个名词：肝火旺。平时所说的肝火旺是一个广义的概念，包括实火和虚火两大类，又可细分为肝火犯肺、肝火犯胃、肝火挟痰、肝火上炎、肝阳上亢等证型。多表现为目赤、易怒、头痛、胁痛、口苦、口臭、起痘等症状。

一、预防肝火旺

早睡早起：正如四季中春天对应肝，中医认为每天晚上 11 点至次日凌晨 3 点是胆、肝经当令时间（肝胆互为表里），此时血归于肝，肝胆进行修复解毒，故建议大家最好在晚上 11 点前入睡。

长期熬夜导致的睡眠不规律，在睡眠医学中被归为"睡眠时相推迟综合征"，具体伤害有短期记忆力衰退、学习能力下降、内分泌系统紊乱、免疫系统能力下降、心脏疾病风险增加、增加罹患癌症的风险等。

不理解上面什么意思？可以换一种说法，不规律睡眠会导致变笨、变胖、变丑、皮肤变差、黑眼圈、长不高、容易忘事、容易生病，还可能会比别人更容易患癌症。

减少夜宵：很多年轻人喜欢吃夜宵，尤其爱吃油腻或辛辣的食物（如炸鸡、烤串、火锅等），但是夜间为人体脏器的休息时间，吃完夜宵很难快速消化，加重了消化系统的压力，所谓"胃不和则卧不安"，夜宵会导致入眠困难或影响睡眠质量。

控制烟酒：喝酒伤肝，无数酒精肝发展为肝癌的先例便是血淋淋的教训，时刻警示着大家饮酒要理智。吸烟则是包括癌症在内的、众多疾病的元凶。在慢性损伤身体的同时，吸烟对于睡眠亦有负面影响，烟草对神经系统的作用使人出现非正常的“困意”或“清醒”，同时又因烟草可以刺激气管和血管，使供血受影响，人的睡眠便会“不踏实”，容易出现多梦、噩梦或晨起疲惫等症状。

少生气：气大伤肝，有时我们发怒并非真遇到让人生气的事情，而是控制不住脾气，其原因可能恰恰是身体出现了问题。肝火旺可能是生气的后果，也可能是生气的原因。

如何少生气，一起看看如何降肝火吧！

二、降肝火

如果是单纯的肝火旺，直接清肝火即可，如苦丁茶、菊花等泡茶喝。但是，这一类食品性多寒凉，若阳气不足则不宜服用。如果吃冷的食物会不舒服，则要少用此方案。

可以选择按摩或锻炼的方式降肝火，如搓两侧胸胁、敲胆经、推太冲，也可选择八段锦、五禽戏、太极拳等具有拉伸动作的保健养生功法。

如有虚证表现（如口干唇裂、皮肤干燥、乏力疲倦、腰背酸痛等），建议根据情况加入补益性食物，严重者应就医调理。

三、春季疏肝利器——佛手香橼茶

肝气郁结，首先是一种情绪病，比如失恋了放不下、工作压力过大产生抵触感、长期被人排挤而不开心、受委屈或受批评不得发泄等，这种让人郁闷的事情多了，时间久了，就会肝郁化火，使肝火旺了！

而肝火旺马上影响到的便是消化系统和情志（肝主木，克脾土；肝主怒，“脾气”差则“脾气差”），其次便是免疫和内分泌（肝主疏泄；肝藏血），气机不通畅则造成瘀堵，以至于出现胃痛、失眠、肥胖、月经失调，甚至是肿块，归根结底都是肝的问题。

要解决“幕后黑手”，不应单纯清肝火，而是从根本上疏畅肝气，让肝得以休息，让不快能够发泄，让“愤怒的眼睛”变得平和，如此才能达到平息肝火的目的。

佛手香橼茶是在父亲张仁济的“保肝方”基础上，由我总结研发的一款茶品，组方均为药食同源之品，以疏肝、行气、健脾为导向，具有疏肝解郁、理气安神、健脾消脂、降逆和胃、润肤祛斑等效果。适用于食欲不振、两胁胀满、腹胀胸闷、呃逆反胃、饮食不化、烦躁憋气、失眠多梦、面色萎黄、月经不调、黄褐斑、酒精肝、早期抑郁症、内分泌失调等亚健康人群，也可用于肝癌或肝转移的预防。

谷雨：雨生百谷暮春秀

杨花落，子规啼，木棉似火，新荷如玉，紫薇如烟。

谷雨前后，正是二十四番花盛尽之时，绿愈肥，红将瘦，杨絮柳絮漫天飞。外出宜戴口罩，既防细菌、病毒，又防过敏性鼻炎、哮喘等疾病。

食春芽，品春茶，清热利湿，化浊醒神，疏肝理气。

谷雨季节，正是“芽类”蔬菜的应季时节，如豆芽、豌豆苗、蒜苗、香椿等；同时谷雨时节的绿茶，也是一年中最为味鲜宜人的，谷雨茶又叫“二月茶”，春梢芽叶肥硕，色泽翠绿，叶质柔软，富含多种维生素和氨基酸，口感醇香，且还有清热利湿之功效。

谷雨食疗方

莲子小米粥

材料：小米 100g，莲子 50g，糖适量。

制法：小米淘洗干净，莲子去心洗净捣烂后与小米一同放入煲内，加水适量，先用大火煮沸，再用小火慢煲至粥成，加糖调味即可食用。

功效：健脾除湿止泻。适合脾虚湿重、大便稀溏之人食用。

芡实薏米排骨汤

材料：芡实 50g，薏米 50g，陈皮 10g，生姜 3 片，猪排骨 500g，盐适量。

制法：薏米炒至微黄，芡实、陈皮、猪排骨洗净，然后将全部材料放进煲内，加水适量，先用大火煮沸，再用小火煲 2 小时，加盐调味即可食用。

功效：健脾利湿醒胃。对脾虚湿困、身重困倦、胃纳欠佳者尤宜。

土茯苓扁豆脊骨汤

材料：鲜土茯苓400g，扁豆60g，生姜3片，猪脊骨500g，盐适量。

制法：扁豆炒至微黄，土茯苓刮皮洗净，猪脊骨洗净，然后将全部材料放进煲内，加水适量，先用大火煮沸，再用小火煲2小时，加盐调味即可食用。

功效：健脾祛湿解毒。对脾虚湿盛、皮肤湿毒疮痒者尤宜。

芒种：种子、土壤与肿瘤

芒种时节阳气旺盛，仲夏已至。

虚寒体质的人，可借这段时间旺火生土，健脾和胃，如晒太阳、食用健脾食材、做艾灸，都可使得肌肉强壮，体力充足，获得崭新活力。

芒种，既借麦芒诉说粮谷之重要，也有“忙种”之意，忙着种，也忙着收获。麦黄备收，谷黍待播，吴楚梅雨，华北渐热。

种下希望，收获麦粮，这是让人倍感欣慰的时节，也更让人们怀念袁隆平。袁老播撒智慧，收获富足，少年立志，潜心耕耘，敢于颠覆，命运垂青，鸿图华构，万古长存。

癌症就像田地中的杂草，治疗癌症既要清除杂草，也要改善土壤，让土壤不再具备生长杂草的环境。无独有偶，著名病理学专家、肿瘤科医生纪小龙曾有类似的比喻，他说：“任何癌症就像一个种子，你的身体就是一片土壤。这个种子冒芽不冒芽，长大不长大，完全取决于土壤，而不是取决于种子。种子再好，土壤不适合，它绝不会长出来。怎么改善这个土壤？这是现在研究的课题。”不为眼前的癌症疾病所迷惑，直指癌症背后的“土壤”，纪医生目光灼灼，俨然已有了类似“中医治本”的思维。但其视疾病为种子，不免过于悲情，抑或许是病理科医生的身份视角方有所感。

两个比喻虽然出发点不尽相同，但审视二者，似乎又与袁隆平培育杂交水稻亦有重叠之处。在适合的土壤中培育、改良合适的种子，小心呵护，除草灌溉，终有收获。

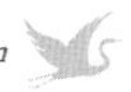

肿瘤的预防、治疗和康复从来不是一蹴而就的，“中医免疫康复疗法”包含心理、饮食、运动、起居、生活环境、家庭及社会关系、可癌变的疾病治疗（药物治疗、食疗、康复理疗等）等多个维度。中医的免疫更侧重扶正祛邪、标本兼治，中医的康复更注重因人施治、留人治病。

“留人治病”，尤其是中晚期的癌症患者，体质较弱，或伴有并发症，或已出现病灶的广泛转移，病情多虚实夹杂，既不能猛攻又不能滥补。因此，治疗的前提应重视患者的生活质量，控制缩减肿块的同时提高机体抗病能力。因势利导、因人施治，根据情况选择合理的治疗，如此能使患者生命延长，此即“留人治病”。

“留人”不仅是药物所达，“开心就是免疫力”“运动是天赐良药”“吃出健康的智慧”“实现社会或自我价值”“优雅从容的变老”等也是我常常挂在嘴边，为患者指出的康复道路。

“留人治病”还体现在中西医结合治疗癌症上。相对而言，手术、西药杀伤力更强，近期疗效较好，但是由于手术、放疗、化疗、靶向治疗等均有一定副作用或使患者机体功能下降（丧失），对于大多数肿瘤，单用此法并不能提高治愈率，延长生存期，提高生存质量。而中医药在调理体质、改善不适症状、修复机体功能等方面效果显著，尤其是减轻放疗、化疗的毒副作用，能发挥增效减毒的效应。在对于无法手术的晚期患者时，中医药亦可以达到改善症状、减轻痛苦、控制病情、提高生存质量和延长寿命的目的。

西医治疗重在“治病”，而中医重在“留人”，两者结合可以扬长避短、留人治病，如此多重手段综合相施，“土壤”改善，疾病远离，自可享受丰收富足。

夏至：夏日服药难，膏方可选择

角簟碧纱厨，挥扇消烦闷。唯有先生心地凉，不怕炎曦近。

夏至是夏季的第四个节气，是白昼最长的日子。这天之后，白天渐短，黑夜渐长，所以中医里有“夏至一阴生”的说法。因为这段时间天气炎热，对于常喝中药的患者来说，夏季服药有许多顾虑，但其实中医也有适合夏季使用的中药。

一、夏季并非不能使用汤剂

有人认为，中药汤剂在夏季煎煮热服不便，从而有夏季不宜服汤药的说法。这种说法是片面的，从疗效上来讲，汤剂在夏季是可以服用的。

其实，中医自古就讲究“因时制宜”。夏季炎热多夹暑湿，汗多尿少，喜避热就凉，临床多见“夏洪”之脉，夏季疾病有着不同于其他季节的规律性和应季性。古人也早就总结出了一些适合夏季服用的名方，如藿香正气汤、黄连解毒汤、新加香薷饮等。

二、夏季煎药服药注意事项

- 夏季天气炎热，要注意防止汤药染菌变质。
- 煎煮出的汤药要尽早服用，不要留存过久。
- 代煎的中药，放凉后及时放入冰箱冷藏，用的时候加热服用。
- 服用汤药期间，冷饮、啤酒都要少喝。

三、膏方，不是冬天专利

俗话说“冬日进补，开春打虎”，而膏方一直被视为冬日进补之理想选择，其实夏季也是可服用膏方的。

膏方也是“方”，它也是通过不同药材的合理搭配而成，起到针对性的治疗作用。冬季使用的膏方多有善补疗效，而我院现在常用的膏方更多的是针对癌症患者的康复使用。所以名医秦伯未说：“膏方非单纯补剂，乃包含救偏却病之义。”

什么样的人适合在夏天用膏方呢？

像一些慢性病患者、亚健康人群、脑力劳动者、老年人、大病（如肿瘤）或手术后的康复等情况都比较适合，但最终使用还是要医生决定才好。膏方，自古以来都是在辨证复方汤剂的基础上，根据人的不同体质、不同临床表现确立不同处方而制成，用于防病治病、强身健体，而且具有药物浓度高、体积小、药性稳定，服用时无须煎煮、口味好、便于携带的优势，因此受到人们的青睐。

应用膏方进行养生调理，具有成药、中药汤剂所无法比拟的优势。与成药相比，膏方具有辨证施治、针对性强的优势。相对于中药汤剂，膏方服用不需煎煮，口味甘饴，易存易携，是治疗慢性疾病、功能性疾病、养生康复的最佳剂型，适合于快节奏生活的现代人，能大大提高人们服药的依从性。

小暑：心脑血管疾病须警惕

小暑节气通常在入伏前后，炎热的天气宣告着长夏的到来。夏山如碧，绿肥红瘦，晴朗光景中还要注意潜藏的各种疾病。

民间有“小暑大暑，上蒸下煮”的说法，小暑节气之后，炎热的气温更加突出，“暑邪”和“湿邪”交杂呼应，如蒸桑拿一般席卷着人们的身体，随之而来的感冒、中暑、腹泻、面瘫等疾病登上夏季高发病的舞台。除前述几种疾病之外，夏季尤其应当关注的便是心血管疾病（脑卒中、心肌梗死等）。

一、为什么暑季要注意心脑血管病发作

夏季出汗多，损伤津液，耗伤心气；如再贪凉过度（吹空调、电扇），血管受冷收缩、压力加大，很容易诱发急性心肌梗死或促使血栓形成。

《素问·四季调神大论》有言：“春夏养阳，秋冬养阴。”一年四季之中，夏季属火，火气通于心，故夏季为心所主。平心静气、顾护心阳，以保心脏功能旺盛，契合“春夏养阳”之原则。

人禀天地之气生、四时之法成，在现代快节奏、竞争压力大的环境中，人们需顺应季节的变化养生调节，以期未病先防，既病防变，适宜补益，调和形神，加强自身免疫力，防止夏季疾病出现。

二、如何预防心脑血管疾病

1. 莫贪凉

《养老奉亲书》记载：“栖息之室，必常洁雅。夏则虚敞，冬则温密。”夏季室内以清雅为主，注意通风，现代人夏季贪凉，过度使用空调，易患空调病（如鼻塞、头痛、肢体关节酸痛、头晕目眩、乏力等），室内外温度差又较大，如往

返于室内外，人体无法及时散热，将导致心脑血管疾病的发生。另外，坐车时也应注意车内的空调，尤其是中午太阳高照之时，从温度过低的汽车中与炎热的户外出入反复，极易导致疾病发生。

《素问·四季调神大论》曰："夏三月，此谓蕃秀，天地气交，万物华实，夜卧早起，无厌于日，使志无怒，使华英成秀，使气得泄，若所爱在外，此夏气之应，养长之道也。"夏季应适度排汗，以宣泄人体阳热，达到气血调和、排浊养心的功效。

但还应注意不要过度出汗，汗为心之液，大汗淋漓易伤及心气，导致心气不足而出现心慌、气短、乏力等症状。

2. 调饮食

心为五脏六腑之主，心动则五脏六腑皆摇。小暑之季，天气炎热，心气耗散而易出现心烦不安、疲倦、乏力、食欲下降等症状，所谓"苦夏"。夏季饮食宜清热消暑、健脾益气，尤其是高脂血症、冠心病的患者，应食用清淡爽口、少油腻、易消化的食物，可适当辅以酸甜味或辛香味的食物增进食欲。

应注意，清淡饮食不等于完全素食，长期吃素容易导致营养失衡，可少量摄入瘦肉、鱼肉、蛋类、奶品等食物，达到营养均衡。

3. 养心神

《素问·上古天真论》云："上古之人，其知道者，法于阴阳，和于术数，食饮有节，起居有常，不妄作劳，故能形与神俱，而尽终其天年，度百岁乃去。"入夏后，可仿古人"夜卧早起"，即晚入睡、早起床，以顺应自然界变化规律。晚睡早起，通常以晚上11点前入睡为宜，部分人群次日可能出现困倦，也就是俗称的"夏打盹"，建议增加午睡，中午11点到下午1点午睡最佳。

4. 避湿邪

民间有"冬不坐石，夏不坐木"的说法。小暑过后气温高、湿度大，久置露天里的木制椅凳经过露打雨淋，含水分较多，表面看上去是干的，可是经太阳一晒，温度升高，便会向外散发潮气，在上面坐久了可能诱发风湿、痔疮、关节炎等疾病。

此外夏季易出汗，洗澡、洗头发较其他季节更为频繁，若在入睡前沐浴，应待发肤干爽后再入睡，以防湿邪入体，酿成疾病。

小暑为小热，还不到最热时节，提前做好防范，了解夏日养生策略，在未来将至的三伏天方能功不唐捐。

入伏：警惕癌症复发、转移

夏季是一年中癌症患者病情控制最难的季节，炎热的天气不仅会影响生活，还会影响治疗效果，随着温度及湿度的不断增高，癌症的复发、转移和致死率都明显上升。

炎热的天气会造成人体气血运行过快，新陈代谢加速，细胞分裂骤增，从而导致增长速度比低温时更快。除此之外，气温的增高还会带来以下问题。

1. 心情易烦躁

夏季天气闷热，给人们的身心带来较大的影响，容易出现精神烦躁。加上肿瘤患者因为治疗中副作用的影响，情绪波动更加明显。因此，保持良好的心态很重要。除自身调节之外，亲友们也应该和患者进行交流，给予更多的谅解和支持。

2. 感染更多发

高温是细菌繁殖和生长的好时机，容易造成伤口感染，尤其是刚做完手术的患者更加需要重视。要注意个人卫生，经常洗澡或擦身体，长期卧床的患者更应如此。汗湿的衣物及时更换，衣物以棉质、柔软、无刺激材料为主，减少不良的摩擦。

3. 日光过强烈

夏季阳光强烈，治疗期间的肿瘤患者皮肤对阳光的照射更加敏感。很多化疗药物使患者更加脆弱，如接受氟尿嘧啶治疗的肿瘤患者经阳光照射后，除了容易出现皮肤灼烧外，其他皮肤不良反应的发生率也会增高，而且比平时严重。

4. 免疫力降低

入伏前后温度高、湿度大，持续的高温天气会使肿瘤患者免疫力降低，潜伏在患者体内原本处于“休眠状态”的肿瘤细胞有可能重新变得活跃起来，导致病情更容易发生反复。

5. 排汗过多

夏季人体易出汗，大量出汗使人丢失更多的水分和电解质，而癌症患者发生脱水的概率相对更高，即使是在空调房中，也可能会出现脱水。有胸腹积水、膀胱、肾或胃部患有肿瘤的患者要特别注意，补充液体要遵循出入平衡，按需按量。

夏季出现中暑是肿瘤患者病情恶化的催化剂。室外温度较高时，癌症患者应尽量少出门。使用空调时也要特别注意，室内外温差不要太大，连续使用空调一段时间后必须通风。

6. 食欲减退

天气热会让人食欲降低，胃口不好，便很容易引起蛋白质和微量营养素缺乏，致使癌症患者所需营养供给不足，免疫系统功能下降，发生感染以及其他并发症的概率也会升高。

7. 汤药难服

天气热还会让口味苦、应温服的汤药更难入口。经多年临床尝试，我们为癌症患者总结出多种度过暑期的服药方法，如改变中药剂型、调整服药频次及服药周期、中医理疗等。

常见癌症转移表现

肺转移——咳嗽、咯血、胸痛等。

脑转移——头痛、呕吐、视觉障碍等。

骨转移——位置固定、逐渐加剧的骨痛等。

肝转移——肝区疼痛、胀痛、食欲不振等。

肾、肾上腺转移——肾区胀痛、肾功能异常等。

淋巴转移——表浅淋巴结肿大、发热、乏力、瘙痒等。

重阳：九九重阳，正视衰老，从容面对

老去并不是一件容易的事。老去既不是普通地活着，也不是垂垂暮年的蹉跎。

人人都在为旅途终点做着准备，却也常常在旅程中倍感疲惫。

做“最好”的安排，也接受“意料之外”的结果。

心有余而力不足时，请慢下来，学会每次只做一件事。

我总结的“中医免疫康复疗法”核心内容由三支队伍、五期干预、两坚持和八结合四部分组成。其中“八结合”里强调抑癌应与抗衰老相结合。

对于高龄癌症患者，这是需要时刻谨记的箴言，除了癌症，我们的身体还要面对其他敌人，而最难抵抗的莫过于时间流逝，衰老已至。

尿频、便秘、睡眠易醒、食量减少、记忆力下降、腿脚不灵活……这些衰老常见的症状多会使患者误认为疾病发展，对癌症的恐惧感被进一步放大，影响治疗效果，甚至威胁生命。

学会与自己的身体相处，顺势而为，多以食疗进行干预，配合适量的运动，建设心理氛围，才是最适宜的选择。

1. 睡醒时头痛

表现为晨起睡醒后或者午睡后头痛，属于衰老症状之一。

建议：调整睡眠时间及睡眠环境，进行头部按摩或梳头，或可尝试针灸、艾灸等理疗。

2. 爱流泪

研究发现，60 岁以上老人更容易发生迎风流泪问题。由于年龄增长使泪管变窄导致爱流泪，所以这也是衰老的信号之一。

建议：外出可佩戴墨镜、眼镜或纱巾，减少眼部刺激，保持眼部卫生，控制手机的使用时间。

3. 牙齿变长了

牙龈从 40 岁开始发生萎缩，牙齿看上去比年轻时长度增加约 0.6cm。

建议：彻底刷牙和用牙线清洁牙齿有助于防止牙龈萎缩，但是刷牙过于用力则适得其反。

4. 经常清嗓子

老人嗓子分泌黏液的腺体功能开始下降，嗓子润滑更差，容易发生刺激，导致更频繁清嗓子。同理，如果年轻人经常需要清嗓子，其身体可能已经出现衰老的趋势。

建议：保证每日饮水量，同时可适当食用具有清肺化痰功效的食物（如百合、梨、罗汉果、白萝卜等）。

5. 耳鸣

老年人耳鸣在临床上非常常见，主要是与老年人动脉粥样硬化、供血不足、耳蜗功能下降、听神经异常或衰退等有关，老人应积极地控制血压、血糖、血脂，并保持心情舒畅，避免过度焦虑，保证睡眠。

建议：可以对耳廓及周边部位进行按摩，若无法缓解还应就医处理。

6. 男声变尖，女声变沉

大约 70 岁开始，男性软骨开始变薄，声带稳定性更差，说话声音会变得更尖（高频）。女性绝经之后，雌激素缺乏，声带容易肿胀，说话声音变得更沉。

建议：减少大声叫喊等损害声带的不良习惯，从而保护自己的声带。

7. 女性颈脉显现

女性颈部血脉显现是衰老信号。由于骨质疏松等衰老缘故，女性身高会变矮，脖子部位相对也会缩短，导致大血管在脖子处发生弯曲显现。

建议：冬季外出时佩戴围巾，保护颈部，避免受凉。

8. 身上痣增多

40 岁后衰老加速，脂溢性角化病（老年斑）增多。

建议：不要刺激黑痣（如手抠、针刺），如果黑痣或皮肤色斑发生异常变化或出血，一定要及时看医生。

9. 体重增加

50 岁之后，体重每年会增加 0.9~1.4kg。

建议：除散步等有氧运动外，还应注重力量运动和肌肉拉伸，适当做些较小强度的举重或下蹲，有助于保持肌肉力量，防止体重增加过快。

10. 更容易醉酒

人越老越容易醉酒，原因是肝脏代谢酒精的能力会随着年龄增大而下降，肾脏分解酒精需要的时间也更长。

建议：适量饮酒，不酗酒。

11. 经常起夜

从 50 岁左右开始，无论男女，肾脏夜间产生的尿液增多，起夜更频繁。所以如果频繁起夜，留意是不是身体已经向你发出衰老的信号了。

建议：睡前 1~2 小时不要喝水，睡前 4 小时不要喝太多的咖啡、茶等饮料。

12. 皮肤干燥

随着年龄增大，皮肤保持湿润能力减弱，上皮细胞失去保湿屏障，更易出现干燥。

建议：使用植物提取护肤品，减少油腻、辛辣食物摄入。

13. 发白

老年白发与少年白发原因不同，前者更多是因肾精不足所致。

建议：适当食用补益肾精的食物，如黑豆、黑芝麻、枸杞子等。也可以自我按摩涌泉穴、三阴交、浮白穴等穴位。

14. 耳、鼻、脚变大

与骨骼肌肉不同，耳朵由柔软有弹性的结缔组织软骨组成，会随着年龄继续增长。年龄越大鼻子也会越长。双脚也会随着年龄增大而变长、变宽，一些 40 多岁的人每 10 年鞋子会增大 1 码。

建议：选择尺寸合适、灵便舒适的鞋子。

15. 便秘

建议：优先选用食疗调节，将蔬菜榨汁后饮用（如木耳汁、黄瓜汁等，可加入少量蜂蜜调味），也可尝试腹部按摩。切勿频繁、盲目使用开塞露或泻下药。

16. 记忆力下降

老年人的记忆力下降多是难以逆转的，即便多用补益保健品也很难收到疗效。

建议：老人与朋友间应保持沟通联络，叙旧也是一种反复加强记忆的过程；年轻的子一辈、孙一辈应主动与老人接触，彼此分享体会感悟，留下文字、照片、视频，既是对老人心理上的一种满足，也可能是将来难以重现的宝贵资料。

17. 脾气古怪

民间将脾气古怪的老人称为“老小孩儿”，其实老人的心态、性格改变与疾病、衰老、孤独失落等因素密不可分，这个阶段老人对心理上的慰藉需求甚至会超过疾病的治疗。

建议：子女应与老人多沟通、多顺从，多进行家庭集体活动，多进行肢体接触（如拥抱、抚摸、按摩等）。老人也应培养自己的爱好，从爱好中获得成就感和认同感，如养花、唱歌、写毛笔字等，都是很好的选择。

秋分：保暖、温润、慎秋冻

“斗指己为秋分，南北两半球昼夜均分，又适当秋之半，故名也。”

正如春分一样，秋分是秋季的中分点，阳光几乎直射赤道，昼夜时间的长短接近相等，可以说秋分是一个相当特殊的日子。《春秋繁露》中记载：“秋分者，阴阳相半也，故昼夜均而寒暑平。”秋分过后，天气开始变冷，降雨量逐渐减少，天气干燥。随着自然界的变化，外界致病的主要因素也由入秋时的温燥邪气转变为凉燥。所以清代医家费伯雄说：“初秋尚热则燥而热，深秋既凉则燥而凉。”

燥邪损伤人体时最容易表现的症状就是津液损伤导致的干涩，如口干唇燥、鼻咽干涩、皮肤干燥甚至皲裂、毛发干枯不荣、小便短少、大便干结等情况。此皆因秋气与肺气相通，而肺为娇脏，喜润恶燥，同时肺开窍于鼻，外合皮毛，而燥邪伤人容易从口鼻而入，损伤肺脏，导致人体出现干咳少痰、痰黏难咯或喘息胸痛、痰中带血的情况。另外由于肺与大肠相表里，所以燥邪伤人还容易出现大便干燥不畅的情况。

为了防止秋季凉燥伤人，我们首先要做的就是保暖。

古语有言“春捂秋冻，不生杂病”。立秋处暑之时早晚渐凉，但气温整体偏高，可适当秋冻，使人体逐步适应温度的下降。但现代人因空调、饮食等因素影响体质偏寒，多有脾胃虚、阳气弱的表现，因此很多人并不适合“秋冻”养生。

其次，秋季应注意滋润添津。

秋分时节邪气多为凉燥，适当多吃一些温润的食物有助于抵抗外邪，比如芝麻、核桃、大枣、杏仁、龙眼肉等。也可适当多吃一些辛味、酸味、甘润或具有降肺气功效的果蔬，特别是白萝卜、胡萝卜等。值得提醒的是，秋分后寒凉气氛日渐浓郁，如果本身脾胃不好、经常腹泻，水果吃多了也可能诱发或加重疾病。

蒲辅周曾总结：“秋则燥气偏胜，有凉燥、温燥之分，秋为小寒之气。凉燥用杏苏散，温燥用桑杏汤。”

秋季感冒多为凉燥所致。对于已经感受凉燥邪气而出现不适症状的人群，在症状轻微时，可以适当选用一些药食同源的食物来达到辅助改善不适症状的目的。比如用大枣、南瓜、杏仁、龙眼肉熬煮成粥，温热时饮用，就可以起到温润去燥的效果；也可以尝试由杏苏散变化而来的茶饮方平稳度过凉燥的秋季。

苏叶陈皮甘草茶

组成：紫苏叶 3g，陈皮 3g，大枣 2 枚，甘草 3g。

制作方法：将上四味放入杯中，沸水冲泡后代茶饮即可。

方解：方中苏叶解表散邪，陈皮理气，大枣润燥，甘草调和诸药，可以起到宣肺止咳、温肺润燥的作用。

立冬：关注冬季血压，食疗助力过关

一般来说，血压在春、秋两季变化不是很大，冬季会明显升高，夏季会有轻度降低，这一情况在我国北方地区尤其明显。通常冬季血压要比夏季收缩压高 12mmHg，舒张压高 6mmHg。这主要是因为气候、气温不同而引起的。

冬季气候寒冷，气温下降。一方面，体表血管冷缩而变小，当血液要流过血管时便会受到阻力，这时心脏就必须增加力量，才能使血液顺利通过，而压力一增加，血压也就随之升高了。另一方面，血液中的肾上腺素浓度升高会使心率加快、心血排量增加，导致血压升高。有证据表明，气温每降低 1℃，收缩压升高约 1.3mmHg，舒张压升高约 0.6mmHg。

有些高血压患者在冬天常会因寒冷刺激，导致血压急剧上升而发生脑卒中。尤其是老年人，更容易出现血压季节性变化，而且比年轻人变化幅度更大，特别要注意冬季做好相关防护措施。

一、餐桌上的“降压药”

1. 鱼类

鱼肉中含有的脂肪酸多为不饱和脂肪酸，有利于平衡血脂，使低密度脂蛋白胆固醇及甘油三酯的含量下降，降低血液黏稠度，改善动脉粥样硬化，有效地防治高血压。鱼类中还含有丰富的硫氨基酸，它能影响血压的调节机制，增加尿钠的排出量，保护血管壁，起到降低血压的作用。

推荐菜谱

清蒸鲈鱼

材料：新鲜鲈鱼 1 条，姜、葱、料酒、酱油、豉汁、盐各适量。

做法：鲈鱼处理干净，在鱼身上划出刀痕，将盐均匀地抹在鱼身、鱼腹内，放入浅盘中。葱白切段，姜切片，铺在鱼身和鱼腹内，并淋上适量料酒、酱油和豉汁，蒙上保鲜膜，放入冰箱冷藏 20 分钟。去除保鲜膜，将汤汁倒入小碗内。蒸锅上汽后，将鱼和调料碗放入蒸锅，蒸 10 分钟左右，最后将调料汁淋在鱼身上。

冬瓜煨草鱼

材料：冬瓜 500g，草鱼 250g，姜、料酒、葱、盐、醋各适量。

做法：草鱼宰杀后去鳞、腮、内脏，洗净待用。冬瓜洗净去皮，切块待用。热锅加少许油，烧至六成热时放入草鱼煎至两面金黄盛出待用。将草鱼放入砂锅中，加入冬瓜块、姜、葱、料酒、醋和适量水，大火煮沸后加入盐，转小火煮至鱼肉、冬瓜熟透，即可出锅。

2. 芹菜

芹菜中富含钙、磷和维生素 C，这三种成分可保护血管、避免血管硬化和降低血压。另外，钙和磷还可以缓解患者由于过度精神紧张而造成的血压突然升高。芹菜中还富含纤维素。纤维素可以阻止胆固醇被肠道吸收，可减缓动脉硬化，有利于高血压的防治。

推荐菜谱

芹菜水饺

材料：面粉200g，猪肉100g，芹菜250g，葱、姜、酱油、盐、花生油各适量。

做法：面粉加适量水和成面团，用湿布盖上放置30分钟。猪肉洗净剁成肉馅，葱、姜切末，加入猪肉馅中，再加入酱油搅拌均匀。芹菜去根、叶洗净，焯水放凉后切末。将芹菜加入肉馅中，加盐、花生油搅拌均匀。将饧好的面揉团、搓条、擀皮，包成饺子，煮熟后即可食用。

杏仁豆腐芹菜

材料：熟杏仁25g，北豆腐500g，芹菜150g，荸荠75g，花生油、酱油、蒜末、葱末、盐、鸡精、青蒜、青椒、姜末、汤料、料酒、香油、湿淀粉各适量。

做法：将豆腐洗净后切成小方丁，用酱油、葱末、蒜末、姜末腌制60分钟；青椒洗净后切小块，青蒜切段，芹菜洗净切段，荸荠去皮切片待用。平底锅内加入少量花生油，烧至七成热时放入腌制好的豆腐丁，用小火煎至金黄，盛出待用。炒锅内加少许花生油，待油六成热时加入芹菜、荸荠、青椒、青蒜煸炒，后放入汤料、湿淀粉煮成稠汁。汤汁煮好后加入煎好的豆腐丁、杏仁、料酒、香油，炒匀，起锅时加入少量鸡精。

3. 胡萝卜

胡萝卜中含有槲皮素、山茶酚等物质，是组成生物类黄酮（维生素P）有关的物质，具有促进维生素C吸收的作用和改善微血管的功能，能增加冠状动脉血流量，降低血脂，对合成肾上腺素有促进作用，具有降低血压、强心等效果。

推荐菜谱

胡萝卜小米粥

材料：胡萝卜200g，小米50g，牛肉20g，芹菜末少许，盐适量。

做法：材料洗净，胡萝卜切丁，小米浸泡，牛肉切碎末后炒熟。锅中加入适量清水，放入小米、胡萝卜丁煮成粥，粥将熟时放入牛肉末和芹菜末，再次煮沸后调味即可。

素炒胡萝卜山药

材料：胡萝卜2根，山药1/2根，芹菜末、白糖、盐、水淀粉各适量。

做法：材料洗净，胡萝卜、山药去皮，切成条，在沸水中焯熟。锅中热少许油，放入芹菜末翻炒，调入白糖、盐、少许水，然后放入胡萝卜、山药翻炒，最后勾芡即可。

二、血压降到什么状态最理想

高血压患者药物降压治疗的目的是减少和防止并发症的发生。已患有心、脑、肾并发症的高血压患者，在降压的同时，还必须考虑到组织的血液供应能否满足靶器官的需要，因此，降压的程度和速度也是一个重要的问题。血压降到什么水平最适宜，应视患者的年龄、高血压的严重程度、有无并发症及是否患有其他疾病等综合判断。

老年高血压患者因为小动脉硬化，一般以收缩压单独升高为主要表现，使收缩压逐步下降到150~160mmHg，并维持在此水平即可。若同时伴有舒张压升高，则宜将舒张压控制在85~90mmHg。如果患者年龄超过80岁，而舒张压升高不明显，可以视情况采取相关措施。

一般高血压患者若没有严重并发症者，可将血压降至正常范围，即140/90mmHg。

儿童及青少年高血压应将舒张压控制在90mmHg以下。儿童及青少年对高血压的耐受性较强，一般不易发生脑卒中和心肌梗死等，降压治疗不必过速，数周或数月将血压降至正常即可，并应将治疗的重点放在寻找高血压的病因上。

若病程长，并发有冠心病的患者，舒张压不宜降至90mmHg以下，以免诱发急性心肌梗死。

合并有脑供血不足或肾功能不全，降压不宜过低，并应遵循逐步降压的原则。

对于需要立即降压处理的高血压急症，如高血压脑病、急性左心衰竭并发肺水肿、急性心肌梗死等，应在1小时内给予降压。但降压幅度应有一定限度，一般不超过25%~30%，或根据治疗前水平，使收缩压下降50~80mmHg，舒张压下降30~50mmHg，不要求迅速降至正常。

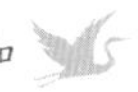

高血压并发糖尿病时，为了延缓糖尿病小血管病的进展，血压可适当降得更低些，具体要求为舒张压大于100mmHg者，降到90mmHg；舒张压为90~100mmHg者，进一步降低10mmHg。血压最好能控制在120/80mmHg。

腊八：祭祀天地，愿逐疫迎春；果腹品味，求体健安康

腊八节，俗称“腊八”，旧称腊日祭、腊八祭、王侯腊，是古代欢庆丰收、感谢祖先和神灵（包括门神、户神、宅神、灶神、井神）的祭祀仪式。

据《礼记·郊特牲》记载，腊祭是“岁十二月，合聚万物而索飨之也”。夏代称腊日为“嘉平”，商代为“清祀”，周代为“大蜡”。因在十二月举行，故称该月为腊月，称腊祭这一天为腊日。

一、“腊”的含义

曰“腊者，接也”，寓有新旧交替的意思。

曰“腊者同猎”，指田猎获取禽兽好祭祖祭神，“腊”从“肉”旁，就是用肉“冬祭”。

曰“腊者，逐疫迎春”。

愿借着一碗浓浓蜜蜜、香香甜甜的腊八粥，驱逐疫疠，静待春来。

二、腊八粥的做法

腊八粥有无数种搭配方法，但原理基本一致，就是将多种谷物、干果混合煮制，取一个美好丰收的寓意。

就地取材，也能选出一串可以加在粥里的食材，糯米、黄米、粳米、白米、小米、红豆、绿豆、红枣、百合、白果、莲子、瓜子、杏仁、松子、桂圆、核桃、豆沙、山楂、红糖……数不胜数，喜庆吉祥。

腊八通常是一年当中气温最低的日子，人的体质相对也是最弱的时候，而一款温暖的腊八粥却包含了和胃、补脾、养心、清肺、益肾、利肝、明目、安神、通便等作用，可谓是恰到好处、面面俱到。

三、腊八蒜的做法

在我国北方，腊八这一天除了喝腊八粥之外，还有一件事就是泡腊八蒜。

剥出最饱满的蒜瓣，清水洗净晾干。到了腊八早晨，把蒜瓣放在大口瓶罐里，加上醋。一般是三两蒜配一斤醋的比例，之后就是密封瓶盖，放到阴凉的地方，等着除夕夜吃饺子时就可以品尝了。

大蒜本就是解毒消炎佳品，经过与醋的长久交融，其辛辣刺激之性降低，添加了酸甘化阴之味，让腊八蒜具有了滋阴开胃、健脾消积的食疗效果。

附篇

以医载道

——传承仁医济世精神

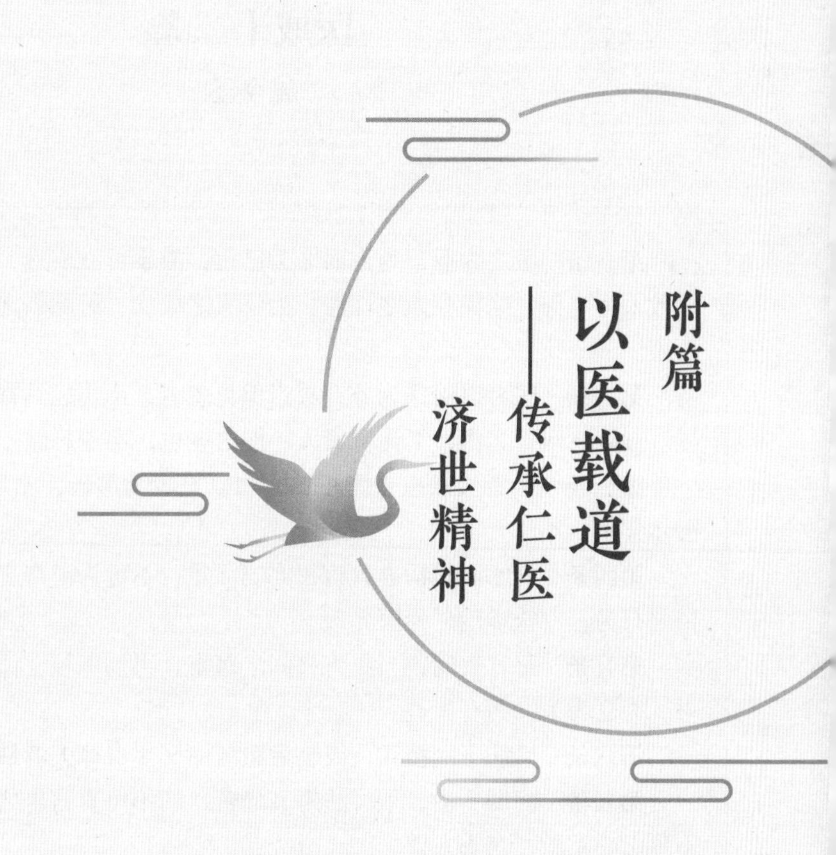

医戒十二条

施今墨

第一条　医之为业，为人而非为己也，故不可耽安逸，不可邀名利，但以救人为本务，除保存人之性命，治疗人之疾病，解除人之痛苦外，更无所事事。

第二条　医者以治病为务，故当但见患者，不当以其富贵贫贱而有所歧异。贫贱人双行之泪，不让富贵人一握之金也，愿深思之。

第三条　医者当以患者为正鹄，勿以患者为弓矢，不可坚执一己之见，漫尔尝试。

第四条　学术固须精进，言行亦当注重，不可为诡奇之言论，不可效时俗之行为，一味虚伪，为医界羞。

第五条　每日夜间，当更将昼间之医案，再加考核，详细札记，积久成书，为己为人，两有裨益。

第六条　诊病不厌精详，彼临症粗疏而又妄自尊大者最为可恶。

第七条　病即不治，须设法解其痛苦，切不可直言告之，使其绝望；亦不可忍心不救，有乖人道。

第八条　患者果系素寒，务当利济为怀，却不可强索重金，转致其人于死。

第九条　医者当以笃实为主，以沉默为贵，酒色财气是其大戒。

第十条　对于同道，老者须敬之，少者须爱之，勿论前医之得失，勿道他人之短长，亦不可倾轧嫉妒。

第十一条　会商病情，斟酌方药，当以患者之安全为务，不可人执一见，互相纷争，转害病者。

第十二条　患者信托之医而窃商诸他医，未知，慎勿与闻；然设明知其误治闻，亦不得漠视不言。

施今墨（1881—1969），原名毓黔，字奖生，祖籍浙江省杭州市萧山区，中国近代中医临床家、教育家、改革家，“北京四大名医”之一。施老毕生致力于中医临床及教育，其提出的《医戒十二条》可谓永不过时的行医纲领。秉承施老精神，精炼医技，建设医德，当为每一位中医人应持续精进的功课。

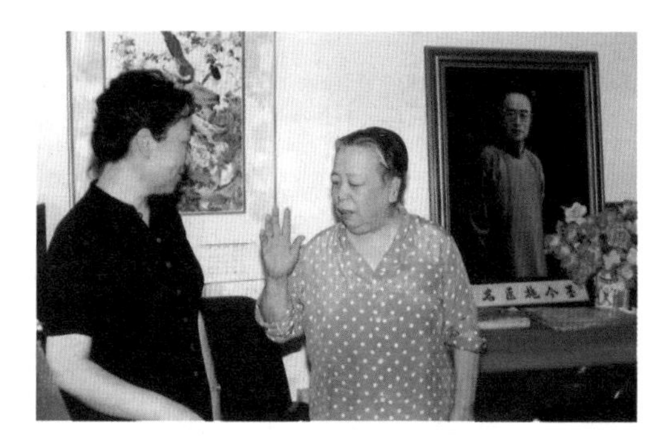

拜访施今墨夫人

鹤年堂堂训：大善之心，医者情怀

鹤年堂堂训记载：本号明初立肆，为京师最古。自丁祖鹤年始，皆以堂训自诫，方得传世数代。医者关乎生，药者关乎命，行天地阴阳之道也。唯大善之心乃行大善之举。以此训自诫，良心自安。

一、寿世寿人为怀

以岐黄之理，调养于生，人无疾而寿，各达天年，寿人也。以寿人之怀济世，寿世也。安于救疾者，医也；倾于寿世者，上医也。

——先祖训诫

作为堂训，这是鹤年堂建店的宗旨，它的独特之处表明鹤年堂既有一般医家治病救人境界的责任感，还关注世人健康，让所有人都得以健康长寿，更有社会责任感，为国家民族的健康发展尽到医家的责任。

二、医不三世，不服其药

明贤达之士宋濂者，首论曰：医不三世，不服其药。此理甚明，医者必通医理辨阴阳，方得坐堂诊众；药则必君臣佐使相和，明其理，验其效，方得施于众，不入配本，不得制之。

——先祖训诫

医不三世，不服其药，一则指医者必须精通《黄帝内经》《神农本草经》《伤寒杂病论》三部传世经典方得行医；二则指医家所用之方药，必须经过多年、甚至是数代人的验证，方能制作让民众服食。所以鹤年堂才要求“医者必通医理辨阴阳，方得坐堂诊众；药则必君臣佐使相和，明其理，验其效，方得施于众，不入配本，不得制之”的训诫。

作为堂训，传承起始年份已经无从考证，文字记载首见于乾隆二十年（1752年）刊行的《西鹤年堂丸散目录》中。这说明鹤年堂对中药的配方质量要求必须是经过多年验证确认其效果佳且稳定方能生产，以保障药品之质量和疗效。

“于是医药合为一家，其参合古今传世配制之方，有不发生奇效者乎！”（摘自《西鹤年堂参茸醪醴丸散膏丹价目表》）

“然不惟历世之久，其声名洋溢早已飞驰各省，即就北京之凡谈及药肆者，人人皆知并非虚有其名，皆因妙剂良方用者奏效如神，有以致之也。本堂常年选择素有经验者分赴各省采购道地药材，修合炮制，取其精华，弃其糟粕，精益求精，力求进步。”（摘自《西鹤年堂参茸醪醴丸散膏丹价目表》）

据《北京卫生大事记》记载：“早年间北京就曾流传着这样的说法：‘要吃丸散膏丹，请到同仁堂；要吃汤剂饮片，请到鹤年堂。’鹤年堂制作的汤剂饮片，均是由选出的道地‘一级’药材精心炮制而成。如其中的‘金银花’系采购于河南，花嫩、不开朵、尖硬；白芍只用杭白芍（川白芍、亳芍均不用），而且要粗细均匀的方可使用，若底根‘炸心’者亦不用。总而言之，鹤年堂的药品炮制精心，一丝不苟，深得顾客的信赖与好评，鹤年堂的赫赫声誉与影响至今仍然长盛不衰。”

鹤年堂对中药炮制技术的每个细节，包括精选、净制、软化、切片、蒸、炒、炙、煅等环节都有着严格的标准和程序要求。如“丹皮封刀”就是必须在每年的最后几天（农历的十二月）才加工丹皮，加工后的丹皮经低温风干能够更好地保障药品质量。饮片的切片及片型都是根据药材的质地、形态、炮制、鉴别、美观的要求进行操作，按照中药材的切制位置可分为斜片、顶头片等；按照中药材的形状及尺寸粗细又可分为段、节片、块片等切法；按照饮片形态可分为薄片、厚片、银圆片、蝴蝶片、如意片、柳叶片、马蹄片、骨牌片、盘香片、鱼子片、纽襻片、丝、立方丁、寸分节、团卷等规格。鹤年堂的饮片早年便有“陈皮一条线，枳壳赛纽襻，清夏不见边，木通飞上天，川芎似蝴蝶，泽泻如银圆，麻黄鱼子样，槟榔一百零八片”的说法，此说法也逐渐成为中药行业的标准。

三、鹤年堂前无贵贱

天覆地载，以人为贵。将相贤达，庶民俗子，关乎其命，皆为天赐。医者大善，何有贵乎贱乎？本号百载，济世之心皆知，无有轻蔑之举。无论师徒，替天行医道，众生皆尊，其命皆贵。谨记。

——先祖训诫

鹤年堂数百年来扎根于北京南城菜市口，是北京百姓聚集居住的热闹地段，“鹤年堂前无贵贱”，尊重顾客，服务周到，是鹤年堂广受当地居民追捧的原因。

对于来店的客人，鹤年堂要求工作人员不允许问顾客看什么病、买什么药，而是像邻里朋友一样打招呼：“来了您呐？我能帮您点什么？”顾客看病或买药后离去，不许说再见，而要说“慢走”，不能让顾客感到忌讳。在鹤年堂看完病买了药，店员要负责按顿服分成小包包好，包装内都放有“图说内票”，相当于现在的药品说明书，票上写明药名、产地、气味、主治何病、用药方法等，顾客回家后可以比照说明煎药、服用。对不识字的顾客，店员还会手把手地将用法说清教会，防止出现差错。

四、药不厌精，医不摭拾

这句话作为堂训，意思是医药之家，既要继承前人的精华，更要有自己的感悟和进步。刘一峰掌管鹤年堂后，又把其要求更明确通俗化，提出“精益求精，力求进步”的要求。鹤年堂要求药材务必为道地药材，且对药材的采制时间、药材的品相等都有严格要求。其后遵循古法匠心炮制，保证药力靡足、药性稳定，得到了医生和患者共同的信任。

鹤年堂进原材标准高，在验货上也有绝活。清代京城名药师金甲三最擅长药材的辨识，在鹤年堂专门负责检查各地药商的药材质量，无论什么药材的真伪优劣都逃不脱他的法眼。有一个专门从事人参生意的外地药商，北京各家药铺大都从他那进人参，唯独和鹤年堂没做过生意。后来他听说鹤年堂换东家了，就带着样品前来拜访，意图说服新东家选用他的人参。新东家派人一打听，果然京城大多药铺都从此人处进购人参，普遍反映他家的人参品相、质地不错且价格公道。金甲三却提出了不同的看法，他对东家说：“是人参不假，但不是他所说的野辽参。”对方听此话便恼火了：“北京城那么多字号都用此人参，你偏说是假的，那不是坏了我们的声誉？”金先生则毫不让步，一口咬定不是真货。双方越吵越烈，发展到要对簿公堂，后来在中间人的调停下，金先生讲出了此中的门道：“野辽参要看‘五形六体’，分别是人参的部位‘须、芦、皮、纹、体’和形态‘灵、笨、老、嫩、顺、横’。此参虽然部位、形态都没有问题，但皮色仍显嫩白，非野山参的颜色。”药商没想到金先生如此“火眼金睛”，几个招式下来冷汗直流，不敢再多纠缠，灰溜溜地走了。栽了这个跟头后，人参药商丢失了北京所有的订单，从此没了消息。这就是当年轰动一时的“骗了百家店，栽在鹤年堂”的人参风波。

五、兼收并蓄，贵为其用

杨椒山题写的楹联“欲求养性延年物，须向兼收并蓄家”中的“兼收并蓄”也是鹤年堂的堂训之一。鹤年堂所秉承的“兼收并蓄”，最单纯的说法是收存配备药物品种多、数量大，“玉札丹砂，赤箭青芝，牛溲马勃，败鼓之皮，俱收并蓄”。二则意味着兼收世间方家之异授、内府之珍藏、诸医者之所袭、化外奇人之秘传，参互勘验，相耀生辉。三则并蓄补足前人之未备，收容异法方药，忌偏见之弊，存进取改革之心。

“兼收并蓄”还表现在鹤年堂的管理、服务等方面。从最早的民间老字号，经过国有制、公私合营，再到今日的股份制公司，鹤年堂几经变革，用最先进的管理模式为百年老字号掌舵。服务上则从前店后厂、坐堂医，发展到医药养兼顾，再到“亲情式服务”，形式上的变化并没有改变鹤年堂服务于民的初心，反而催使鹤年堂不断尝试、不断进取，收获了更多的成果和赞誉。

“兼收并蓄”表现出了老字号的宽广胸怀，是鹤年堂在中医药的传承和发展

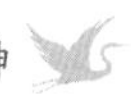

上努力的方向！正所谓理出万法，各有千秋，世有精方，贵为其用，兼收并蓄，为我所长！

行医不是卖药

无论古今中外，“医”与“药”一直关系密切。医生需要药物达到治疗目的，药物也依赖于医生的推广使用。而药物一旦售出，必定会产生经济价值，这份金钱之诱惑，是对医德的最大考验。

我常常教导学生们：行医不是卖药，不可为了金钱而用药；也不必怕他人诟病而不敢用贵重药。药物的使用靠医术指导、靠医德束缚，只有一身正气、心系患者，才是所谓的“仁心仁术、济世济人”！

四则小故事

一、某高龄患者因脑卒中后遗症在我院诊治，服药后诸症缓解，家人也颇为信服。然某日，家属反馈服药后患者眼红如兔、血色满布，恐是药物引肝火上亢而致，欲停药。我问道：“昨日是否洗澡、洗头？”果不其然，患者昨日洗头，洗发水眯于目中，加之手反复揉搓，使今日眼症如此。患者及家属恍然大悟，遵医嘱如初。

二、某年轻女性 HPV 阳性，家人认为患者是私生活混乱所致，我给予中药治疗，并嘱咐患者在宿舍睡觉时另铺床单，禁止他人坐于其床。果然未过多久患者 HPV 转阴。此案患者在宿舍住下铺，常有同学着外衣外裤坐卧床上，衣物不洁是 HPV 感染发生的重要原因。

治病不为挣钱，用药应当用则用，不当用万万不得用。以上两个案例未曾加一分药钱，寥寥数语，便解燃眉之急，可见医生之功不仅在处方，医生之价不等同药价。

医术的提升离不开经验的积累，课本上固然记录周全，但实际临床需要考虑多方因素。只有医者具备足够的经验（包括社会、生活经验），才有可能在用药上直达病所、效如桴鼓。

四则小故事

三、某男性肾炎肾衰竭患者在北京务工，其疾病进展迅速，恐将有尿毒症之风险，诊察后我投以重剂，并助以细贵药材。患者见药费面露难色，我耐心解答：“病入脏腑，非药不愈。今日花费虽多，却是避免他日雪崩不得承受，回家细细煎药，每剂药可多服一日。”患者见医生推诚相见，便按方服药，如今他的许多病友都发展为尿毒症，而他病情控制稳定，六年来精力充足，一直从事体力劳动。

四、某宫颈癌术后患者气血两虚，冲任受损，细语低声，胸闷气短。经调理半月后，症状已有缓解，然体力始终不足，上下楼均成考验。二诊时，建议加入医保外的自费药物，填补气力，强益脾肾。服药后果然大有改进，一周余患者便上下楼无碍。

常言道：“人参杀人无过”，但今日医生却常常怕用“人参”，只因人参价贵，使用后容易招人口舌，毕竟曾参杀人、流言可畏。凡用大方者、用贵药者多被贴上“利欲熏心”“庸医堆砌”等标签，使得许多医家束手束脚，无法施展才华，也让很多患者疴病难消，身心俱疲。

世界的归宿看似趋近于名利，其实剥去繁华，世界的本质还是生命。医者作为生死间的调和人，容不得在性命相托的拯救中利欲熏心，更不应在精神集中的治疗时顾彼忌此、止步不前。心存理智与客观，同时学会用人文去感怀，用仁心去普世，坚守大医精诚的尊严，如此才不愧“医者”之名。

医学的边缘与温度

医学应该是一种“人学”，兼顾人文和技术，而前者的意义远大于后者。

每个领域都有行业内的技术和规范，医疗——关系生命的行业，其技术的应用、规范的界定应是在获得临床效果的基础上得出的，只有获得了足够多的成功经验，方能制定出相对合理的医疗技术和规范，如此才适合学习和推广。

但是，临床治疗不能盲目地套入规范，更不能为了炫技而施术，无论中医还是西医，用药都应该讲究因人而异、因病而异、因环境而异。将患者视为“己

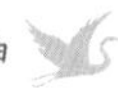

出”，设身处地地为他们考虑，用一颗满怀人文的仁心，感患者所感，痛患者所痛，如此才能制定出最适宜的方案，获得最佳的疗效。

无论多么合理的规范都存在着“边缘”，如果有医生利欲熏心，在“边缘”上游走，利用患者及家属焦虑的心情“谋财”“害命”，甚至造成“人财两空”的悲剧结局，这犹如伤口撒盐的行为，仅靠法律约束是很难完全界定的。

如何把控医疗规范的“边缘”，需要医生的医德及个人的人性来束缚，正如孙思邈“大医精诚”、施今墨“医戒十二条”、裘法祖“德不近佛者，不可为医”等论述，皆提示了为医应当谨言慎行，克己复礼。当医者将患者生命置于首要位置，将医生自身的尊严视为圭臬，将温度注入技术，以温度推动技术，爱惜羽毛，锤炼技术，自然可以战胜贪欲、名利等“邪念”，医疗规范的“边缘”也便不再是“边缘”，冰冷的医学技术便是有“温度”的仁术。

“仁济杯”中医药国际贡献奖

2007 年 4 月 10 日上午，由世界中医药学会联合会组织和举办的、以我的父亲张仁济先生名字冠名的，首届“仁济杯”中医药国际贡献奖在北京人民大会堂

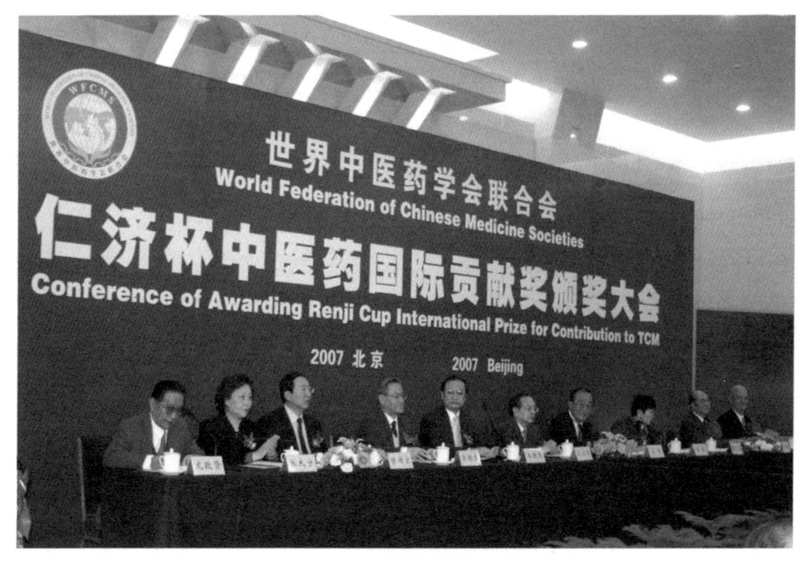

“仁济杯”中医药国际贡献奖颁奖大会

举行了隆重的颁奖仪式。经初审、终审、公示后，对在全球范围内为中医药国际化做出突出贡献的陈可冀（中国）、林子强（澳大利亚）和 David Molony（美国）三人授予该奖项。

中西医结合专家、中国科学院院士陈可冀的“现代血瘀证与活血化瘀研究”曾获国家科技进步一等奖，并引发世界医学界的广泛关注；林子强被称为“澳洲中医立法之父”，在他的努力之下，澳洲维多利亚省通过中医法案，影响全澳；David Molony 则致力于中医药的应用和传播，至 2007 年 4 月美国已有 46 个州认可针灸师的合法性，20 个州认可中医。时任全国人大常委会副委员长蒋正华、卫生部部长高强、卫生部副部长兼国家中医药管理局局长王国强出席了颁奖大会。全国人大常委会副委员长蒋正华对获得首届仁济杯“中医药国际贡献奖”的三位获奖者表示衷心祝贺，提出要充分发挥中医药在防病治病中的作用。

那天，我站在人民大会堂的现场，激动地说道：“今天颁奖大会的召开，不仅是我为父亲仁济先生一生画的句号，也是缅怀为中医药事业做出贡献的前辈，学习他们的精神，以此为起点弘扬‘仁济’精神”。

说起冠名首届中医药国际贡献奖，就有必要说说该奖的发起组织者——世界中医药学会联合会。世界中医药学会联合会（简称世界中联，英文缩写 WFCMS），是经中国国务院批准、民政部注册、总部设在北京的国际性学术组织。2003 年 9 月 25 日，世界中联在北京召开成立大会。世界中联的成立，是中医药国际化、中医药进一步走向世界的必然产物。截至 2007 年，世界中联已拥有 48 个国家（地区）的 147 个学术团体。

面对中医药国际化呈现出的强劲发展势头，世界中联一直在考虑一个问题，即如何鼓励那些在推动中医药国际化方面做出积极贡献的人与团体，使中医药学作为中国传统文化宝库中的一颗璀璨明珠在全世界熠熠生辉，对世界文明进步产生更积极的影响。这就有必要设立一个“中医药国际贡献奖”，这也是中国现有的各种国家级奖以及中医药方面设立的各种社会奖项无法覆盖和替代的。2004 年，世界中联开始申报“中医药国际贡献奖”，2005 年 4 月经中华人民共和国科学技术部、国家科学技术奖励工作办公室批准（国际奖社证字第 0122 号），“中医药国际贡献奖”属社会力量设奖，主要奖励为中医药事业发展、为中医药在国际上的传播做出贡献的成果、团体或个人。

“中医药国际贡献奖”设立后受到社会各界的广泛关注，也引起了我的注意。自 1998 年父亲辞世后，我牢记父辈师承施今墨“仁医济世”的教诲，深耕中医肿瘤临床，收获了大量可喜的成功案例。我希冀将父亲所创的“中医免疫疗

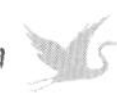

法”弘扬传承，希望能用自己的微薄之力推动中医药在世界医疗界的发展，为此，我拿出了父亲一生的积蓄，全部投入以支持首届“中医药国际贡献奖”。经过调研和评估，世界中联决定以张仁济的名字命名此次奖项。父亲张仁济是一名中医师，在国际上颇有影响，“仁济”二字还有“仁医济世”的含义，既是京城四大名医施今墨给予张仁济传承医学的寄托，也是每一位中医药从业者追求的最高境界，是中医药自古传承的优良传统，更是“中医药国际贡献奖”积极倡导的仁医精神！

中医中国2021峰会：坚定文化自信

2021年5月19日，中医中国2021峰会在北京远望楼宾馆举办。中国工程院院士张伯礼、国医大师柴嵩岩、原国家卫生部药政局副局长张世臣等专家及领导出席了会议。与会，张伯礼院士以《弘扬抗疫精神、坚定文化自信》为主题做了演讲。

“弘扬抗疫精神，坚持文化自信。中医文化，即中国文化，是更深沉、更有力量的存在。有文化，才有未来！中医药文化历史悠久，之所以有很强的生命力，源于中医临床的有效。因新冠肺炎疫情，我奉命带队赴武汉，去之前做了一些准备。吴又可、叶天士、吴鞠通等先贤在中医抗疫的历史长河里都留下了重要的一笔，而这些经验便是我们可以借鉴的宝贵财富！同时，我们也加入了现代化的准备，我去武汉的时候带了100部手机，手机里装着我们的软件，这个软件具有记录、统计、分析的功能。技术的加持让我们很顺利地完成了接手病员和治疗效果的总结分析。到武汉后，我提出了两件重要的提议：一是建立中医药方舱医院，二是为中医药抗疫立项。这两个提议都得到了快速的落实，在这个过程中，我们对中医药的抗疫临床、药物研究等方向都获得了不错的成绩。在中医药方舱医院中，无一例患者转重、复阳。通过研究和临床试验，研制出治疗新冠肺炎的创新中药——宣肺败毒颗粒。此后，团队又发现至少60种中成药可以对疫情的某些阶段起到治疗效果！

中医药历史悠久，但并不代表中医药是一成不变的，不变的是中医哲学，而中医病机、中医技术、中医理法方药都一直在变化，一直在进步！”

观罢张伯礼院士的精彩发言，我陷入了深深的沉思。

中医肿瘤领域十分适合中西医结合，这是中医药进步发展的明确方向，如何让中西医结合防治肿瘤更加规范化，是急需解决的问题。

中医在抗疫过程中提出了“转重率”的概念，并为主流医学所重视。那么在中医肿瘤领域，“转重率”又当如何确定和统计？

中医文化自信，不能只是喊喊口号，如何能让临床上有经验的人在文化领域发光发热，传承中医文化，也是未来需要面对的重要课题。

在讲座后的中医发展论坛，我就“中医药发展如何迎接全球化挑战？”做了发言。

“今天我怀着特别激动的心情参加这次会议，尤其是听完张院士的发言，内心特别感动。关于‘中医药发展如何迎接全球化挑战’这个问题，我从一名临床医生的角度谈一下自己的看法。中医药行业的前途可谓非常光明，但是如果要走向国际化，还是有几个方面需要重点着力。

首先是要自信、自立、自强。中医人的自信来源于何处呢？现在有些人不愿意做临床，只是一味‘讲得多、做得少’，这于我们中医药行业的发展很不利。人民的健康需要中医保驾护航，正如习总书记提出的‘守正创新’，没有中医临床的‘守正’，空谈中医文化创新、中医科技创新都是不可取的。守住中医临床的疗效，需要临床医生们不断地学习、提升自我，只有基础扎实了，有着丰富且有效的‘医学功夫’，才能实现治病救人，树立中医人的自信。

其次是中医药应科学化、数据化、智能化，如何将先进技术融入临床，需要

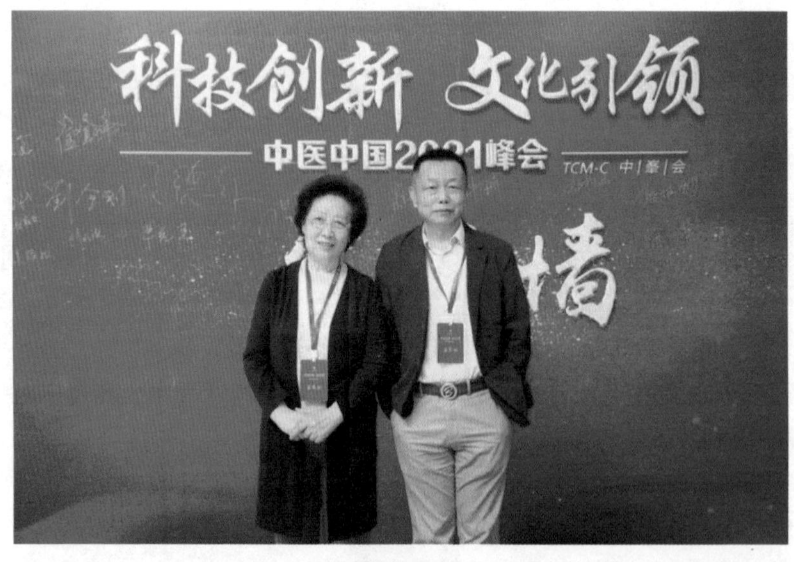

张大宁与北京鹤年堂医药有限公司董事长在中医中国 2021 峰会合影

 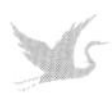

医者去探索，患者去配合，也需要行业的支持和时间的沉淀。

第三，中医走向世界，不仅仅是一项工程，而是人类健康史上的一次飞跃。我们不能为了‘推广中医’而‘推广中医’，更应该秉承着一颗济世的仁心去运用中医、宣传中医、弘扬中医。在这个过程中，如何为患者提供有效的中医药服务，让患者感受到有温度的中医药服务，是每一位中医药从业人员都应怀揣和不忘的初心！”

志愿学医？我想对您说

（此文写于2020年新冠肺炎疫情期间、高考前夕。）

准备报考医学院校的考生及家长们：

学医、行医的道路漫长而且艰辛，医务工作者并不是一个能快速积累财富的职业，求学路也并不是仅有大学课程那么简单。

一位合格的医者，需要全身心地投入临床和研究，不能在安逸或诱惑中迷失方向；他需要终身学习，积累经验，不断地丰富完善技术；还需要强大的动手能力和模仿能力，并有主动思考、积极创新的思维；他需要克服心理恐惧，对人体、疾病，乃至此番的疫情病毒都有更为亲密的接触；还需要不畏脏，不怕累，反复锤炼技术，并且接受休息日少、夜班、加班等日常待遇；甚至需要对心理学、沟通技巧、社会人文、地理风情等都有所涉猎；更重要的是对患者发自内心的关爱，仁义慈悲、共情心，这些并不是经过学校的训练便能获得的……

但是医务工作者却又能收获无比的光荣和尊重：他们可以改善一个症状，使个体患者免于不适；可以拯救一条生命，进而挽回整个家庭；可以身先士卒，救国家于水火。行医路上的风风雨雨和感悟是其他职业很难接触和体验到的经历，这也是医务工作者们对行业的坚持、对生命的执着和尊重、对自我的认可和坚定不移的一颗治病救人之心所能获得的最大回报！

面对抉择，您是否做好了准备？

仁济大宁一脉源考

（此为众弟子考证撰文。）

古之明德于天下者，修身、齐家、治国、平天下。欲修其身，先正其心，纵横天地人间，游弋湖泽山川，遥望日月星辰，留恋魅影花前，文攻诗书礼易，武练射御棒拳，自在琴棋书画，逍遥茶酒膏鲜。

奈何人非草木，焉能不病，肉躯受难，灵魂遭嫌。所幸仁济先辈，克绍京城施门，深研岐黄医道，兼收西洋医学。其后有女大宁，效父泽被苍生，为女虽不拜相，良医亦有豪情！

忆神农尝百草，叹伏羲制九针，念岐伯解玄机，效黄帝掌经纶。赤诚心热衷《伤寒》，握虎手常提《难经》，玲珑目明辨《本草》，水云身肩负《千金》。药有丸散膏丹，方有佐使君臣，艺有针灸按跷，德有橘井杏林。上工治未病，见肝知脾，未雨绸缪，病安从来？下工治已病，抽丝剥茧，揆度奇恒，鹤寿延年。主攻癌症，旁及各科，纵然病疾如虎，当怀驱虎之绝技，假使疑妖缠身，亦有降魔之法门。

仁济大宁一脉，汇前人之功，承当代之技，三代人钩深临床，百年医守正创新。所谓“中医免疫”，强禀赋，汇中西，病恙不畏，皆视如草芥，以药涤之、以针逐之、以气催之、以血养之。若论“中医康复”，通经络，和内外，华医如耀，恰暗室逢灯，百草为本、百病为敌、百医为堂、百姓为欢。

如此世家良方，堪称名门医族也！